エックス線はこわくない！

なぜ歯医者さんでエックス線写真を撮るの？

著　橋本　光二
　　丸橋　一夫
　　清水　雅美

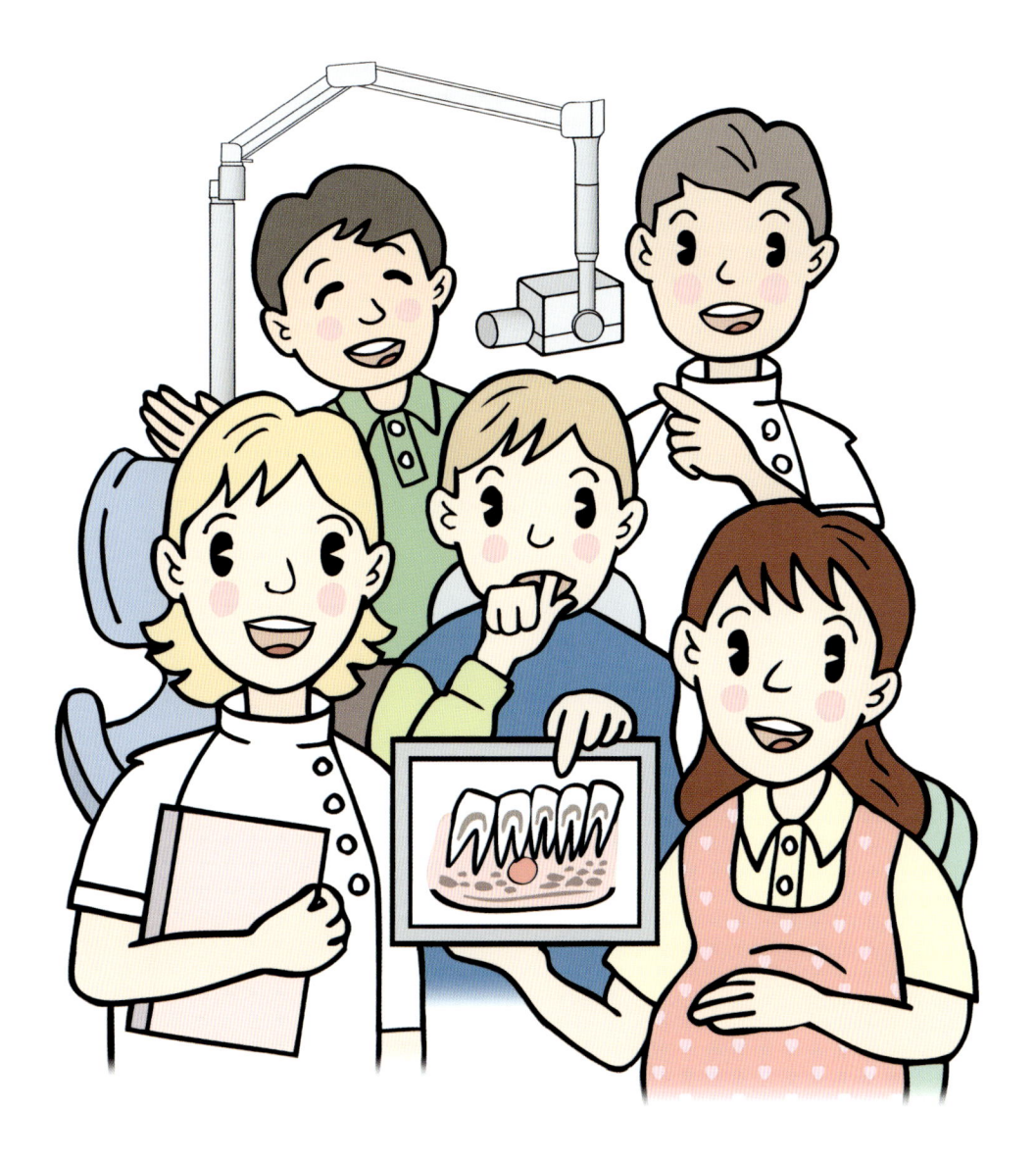

財団法人　口腔保健協会

はじめに

　エックス線（X線と書く場合もあります）がW.C.Röntgen博士によって発見されたのは1895年ですから、1世紀以上前になります。人体の中を透過してみる事ができるものという事で、かなり早い時期から医学に利用されるようになり、歯のエックス線写真も発見の翌年には撮影されたといわれています。

　しかし、最初は放射線被ばくによる障害については考えられていなかったので、撮影にあたって相当長時間にわたりエックス線を浴びせていたといわれます。そのため初期の研究者には皮膚癌で亡くなった方も多かったそうです。日本はまた世界で唯一の被爆国でもあり、「放射線」という言葉に非常に敏感な方も多くおられるようです。確かに放射線は人体にとって有害な部分もありますが、医学の分野で正しく利用すれば病気の診断、治療に貴重な情報をもたらす事はいうまでもありません。診断のために患者さんが浴びる放射線は「医療被ばく」といい、医師、あるいは歯科医師は必要性を十分に考え、適切に放射線を使用する義務と責任があるわけです。

　本書は、放射線、とくにエックス線とはどのようなものであるかをできるだけ平易な言葉を使って説明し、それが歯科の診断、治療にどのように使われているのかを知って頂く事を目的に書かれたものです。歯に関連した病気のうちで、むし歯と歯周病はよく知られていますが、それ以外にも歯の根の先にできる病気も合わせて、それらがエックス線写真ではどのようにみられるのか、また病気の程度によってどう変わっていくのかなどの診断についての話、歯科で使われるエックス線撮影法の話などを中心として説明したつもりです。患者さんなど専門的知識のない方はもちろん、歯科医師や歯科衛生士、歯科助手など治療にあたる方が、患者さんから基本的な事を質問された際の説明にも役にたつ事を心がけました。

　本書が、歯科医師と患者さんの間の円滑なコミュニケーションに役立てば幸いです。

2007年初夏の頃

橋本　光二

目 次

	はじめに	3
1	なぜ歯医者さんでエックス線写真を撮るの？	6
2	放射能と放射線は違う？　エックス線とはどんなもの？	8
3	普通に生活しているだけで放射線を浴びている？	10
4	飛行機に乗ると放射線を浴びる？	12
5	放射線が身体にいいって本当？	14
6	妊娠中のエックス線撮影はだいじょうぶ？	16
7	歯医者さんで使うエックス線装置にはどんなものがあるの？	18
8	防護エプロンってどんなもの？	20
9	エックス線写真は1日に何枚までなら撮ってもいいの？	22
10	歯が痛いのになぜエックス線写真を撮っているの？	24
11	歯のエックス線写真でどこをみているの？	26
12	むし歯はどんなふうに写るの？	28
13	歯周病はどんなふうに写るの？	30
14	パノラマエックス線写真ってなに？	32
15	病気が治ってきたのはエックス線写真でわかるの？	34
16	デジタル化ってどんなこと？	36
	あとがき	39

1 なぜ歯医者さんでエックス線写真をとるの？

　むし歯（⑦カリエスといいます）になると、歯の硬い部分が黒くなり、歯が溶かされて歯の中までばい菌が入ってしまいます。むし歯がどこまで広がっているかを知りたいのですが、歯の中は人間の目で見ることはできません。それを見るためにエックス線を体に当てて（照射といいます）、エックス線写真を作り、診断しているわけです。

　歯の頭（①歯冠といって口の中でみえる部分）は非常に硬い②エナメル質（ヒトの体の中で最も硬い）と③象牙質（骨と同じ程度の硬さ）、また④歯の根の部分：歯根（顎の骨の中にある）は⑤セメント質（象牙質と同じくらいの硬さ）で出来ています。その中に歯の神経（⑥歯髄と言います）が入っています（図1）。

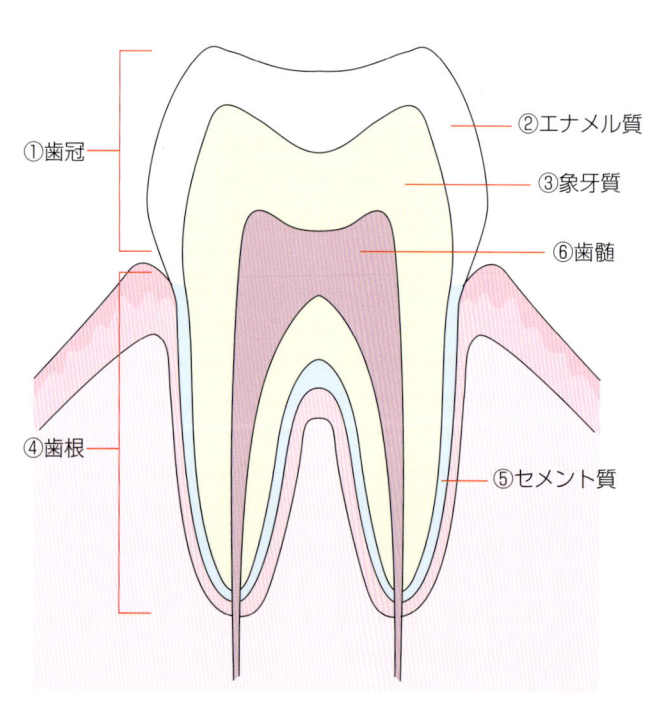

図1-a　正状な歯の断面図

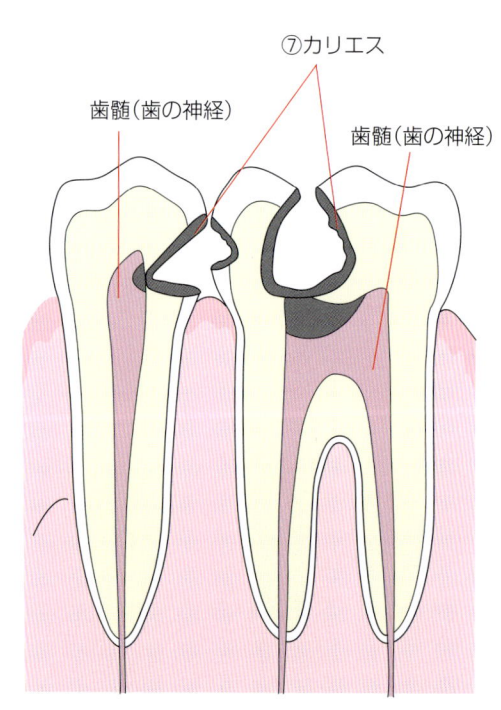

図1-b　歯の神経までむし歯が進んでいる状態

あごの骨の中でも歯の根の先（根尖と言います）に病気が出来ると骨が壊れてきます。これもエックス線写真でみないと分かりません。図2は下顎の右側第一大臼歯という歯の根尖に病気が出来て、その部分の骨が壊された状態です（図3、4はエックス線写真）。

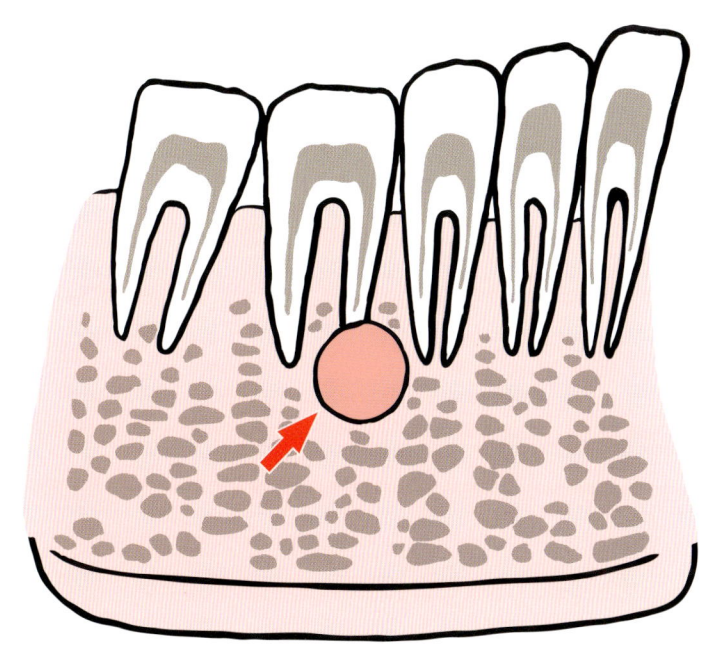

図2　第一大臼歯の歯根の先にある病気（矢印）

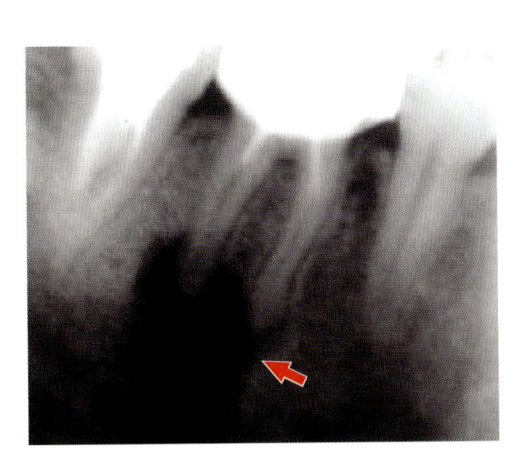

図3　根尖にできた病気（炎症）のエックス線写真

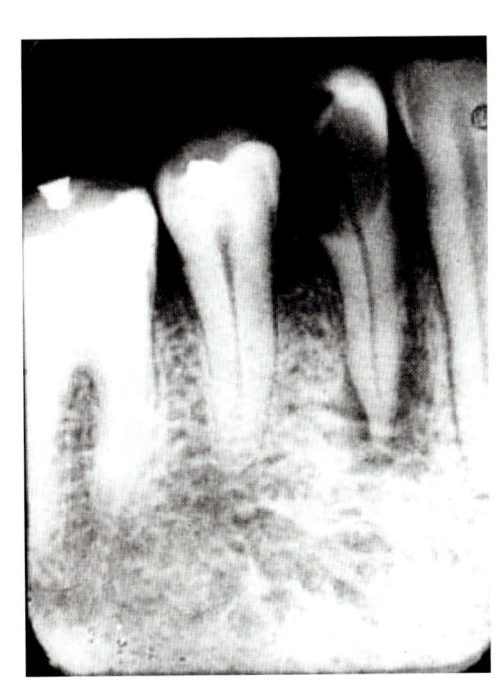

図4　神経に達する大きなむし歯（カリエス）のエックス線写真

1 なぜ歯医者さんでエックス線写真をとるの？

2 放射能と放射線は違う？エックス線とはどんなもの？

1 放射能とは

放射線を出す能力を放射能といいます。
＊電球を例に取って説明します(図5)。
　光を出す「電球」が放射線を出す"放射性物質"で、電球の「光を出す能力」が"放射能"、そして「光」が"放射線"にあたります。

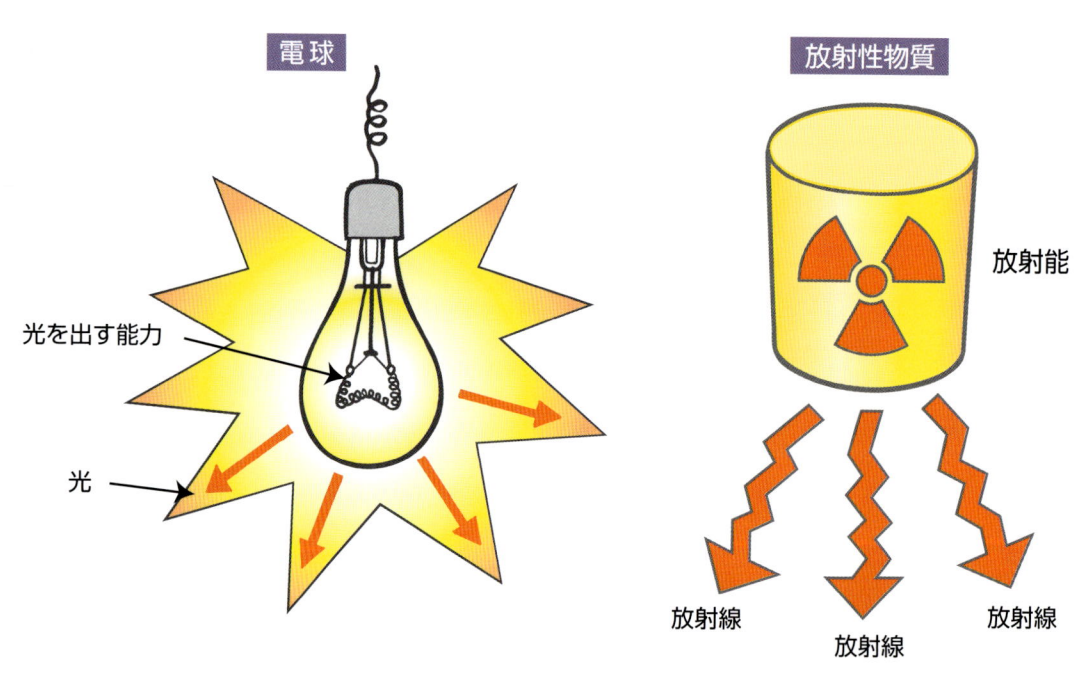

図5　電球と放射性物質との比較

2 エックス線とは

　懐中電灯の光を紙に当てると、紙の反対側に光が漏れてきます(図6のA)。しかし、紙の厚さを厚くしていくと通り抜けてくる光が最後には見えなくなります(図6のB, C)。その厚さの紙に、先程より強い懐中電灯の光を当てると、先程見えなかった光が見

8

えてきます(図6のD)。つまり、光を強くすることで紙を通り抜ける力(透過力)が強くなったのです。

　エックス線とは、この紙を透過する力がもっとずっと強くなったものです。

　エックス線の中でも透過力の弱いものから強いものまで色々種類があります。

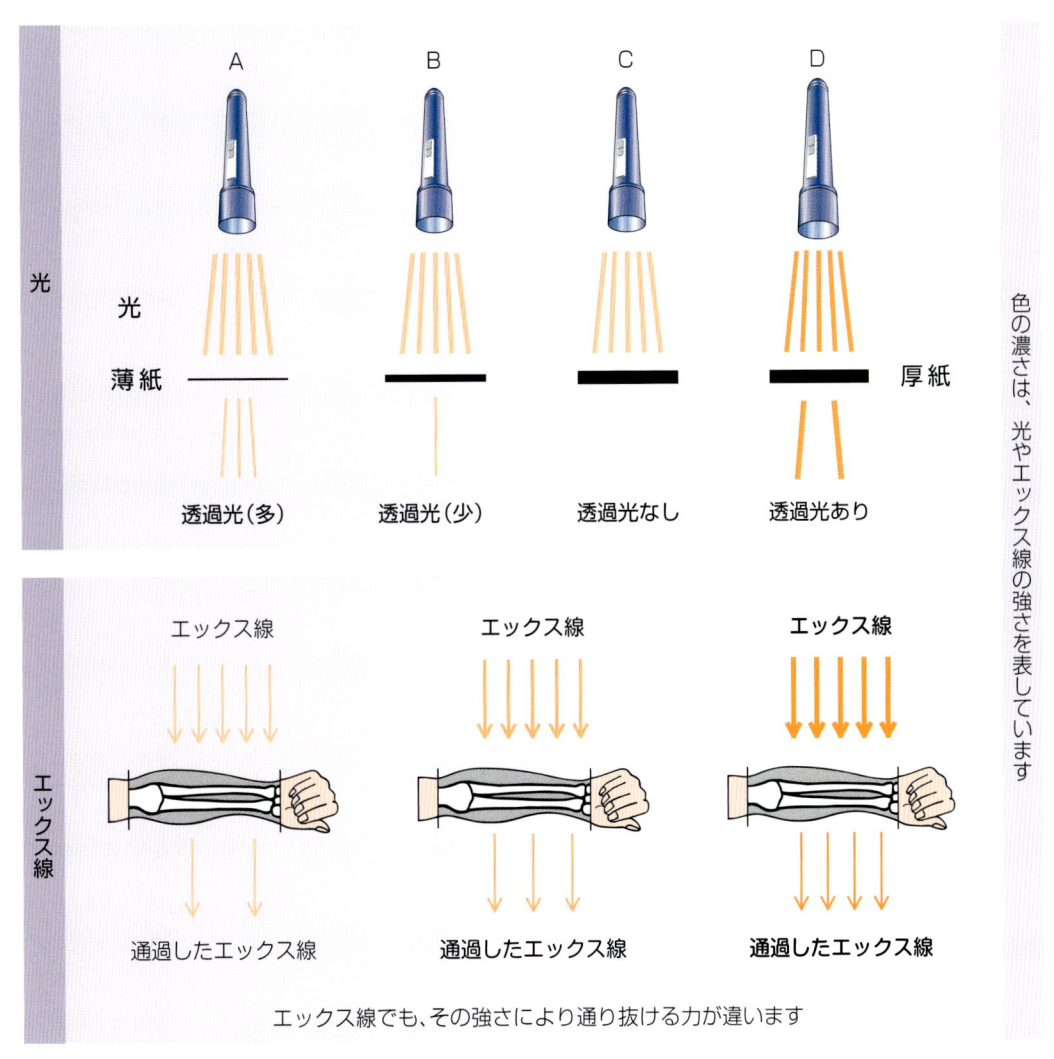

図6　光とエックス線における透過力の比較

> ＊放射線：アルファ(α：陽子2個と中性子2個・ヘリウム原子核)線、ベータ(β：電子)線、ガンマ(γ)線、中性子線そしてエックス(X)線などがあり、これらは粒子放射線と電磁放射線に大別されます。このうち、電磁放射線であるエックス線とガンマ線が病気やケガの診断用に使用されています。
>
> このように放射線には色々な種類がありますが、人体に対する影響の度合は放射線の種類によっても、放射線を浴びる(被ばくといいます)組織や臓器によっても違います。

2　放射能と放射線は違う？　エックス線とはどんなもの？

3 普通に生活しているだけで放射線を浴びている？

　エックス線は放射線の一種です。放射線は、直接見たり、感じたりはできないのですが、私たちの身の回りの空間にたくさん飛び交っており、私たちは知らないうちにいろいろなところから放射線を浴びています。これらを「自然放射線」と呼んでいます。

　自然放射線は
1. 宇宙のかなたから来るもの
2. 大地から来るもの
3. 建物の材料から放出されるもの
4. 食べ物から放出されるもの

などがあります。

　自然放射線は、毎日生活していく上で浴びることは避けられないものです。これによって、誰でも1年間に平均2.4mSv（ミリシーベルト）程度の自然放射線を被ばくしているのです。この中で、大地からくる放射線の量は地域によってかなり違います。世界的には、インドのケララ高原やブラジルのガラバリなど、大地からの放射線が際立って多い地域があります。また日本国内でも、関西地方（平均1.02〜1.16mSv）より関東地方（平均0.81〜1.06mSv）の方が自然放射線の量が少ない傾向があります。これは、関東平野が関東ローム層という、比較的放射能が少ない地層でおおわれていることが原因です。だからといって関西地方から関東地方へ引っ越そうなどと考える必要はありません。この程度の放射線を被ばくしても健康に影響がないからです。

　日本全国の各都道府県における自然放射線の量とガン死亡率の関係をみてみると、自然放射線の量が多いからといってガン死亡率が高くなるような事はありませんでした（図7）。

図7 全国の自然放射線

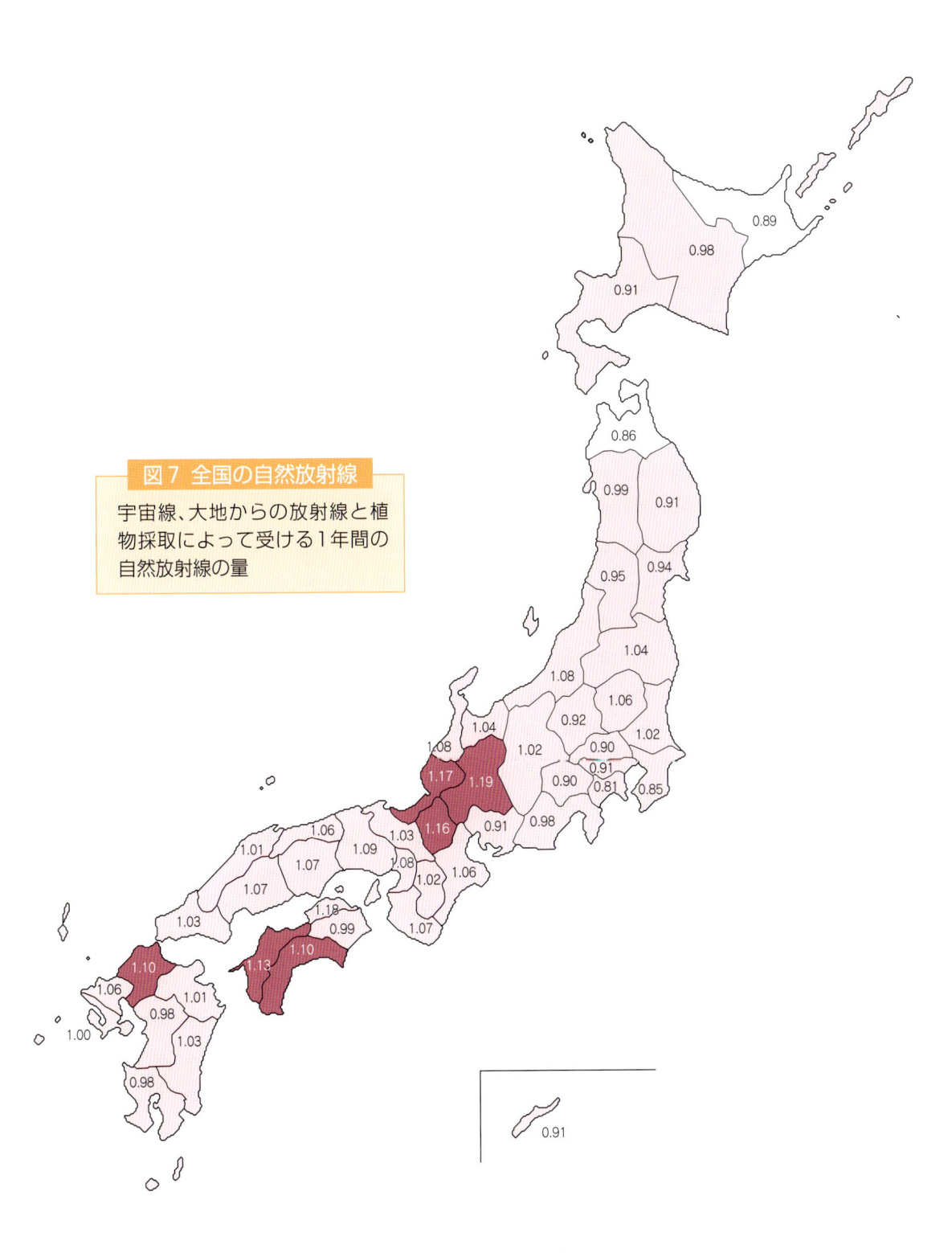

宇宙線、大地からの放射線と植物採取によって受ける1年間の自然放射線の量

(放射線医学総合研究所　1988年)

3 普通に生活しているだけで放射線を浴びている？

4 飛行機に乗ると放射線を浴びる？

　私たちが、日常浴びている自然放射線の中で、宇宙から降り注いでいる宇宙線は厚い空気の層によって弱められています（0.4mSv*／年）。しかし、富士山の山頂では空気の層が薄くなるため地上に比べて約5倍もの宇宙線を受けることになります（図8）。

　また、1万2,000mの高さを飛ぶ飛行機の中では地上にいる時と比べて何と約100倍もの宇宙線を浴びています**。

　「そんなに浴びているなら防護しなくていいの？」と、怖がる人も出てくるかも知れませんが、心配いりません。

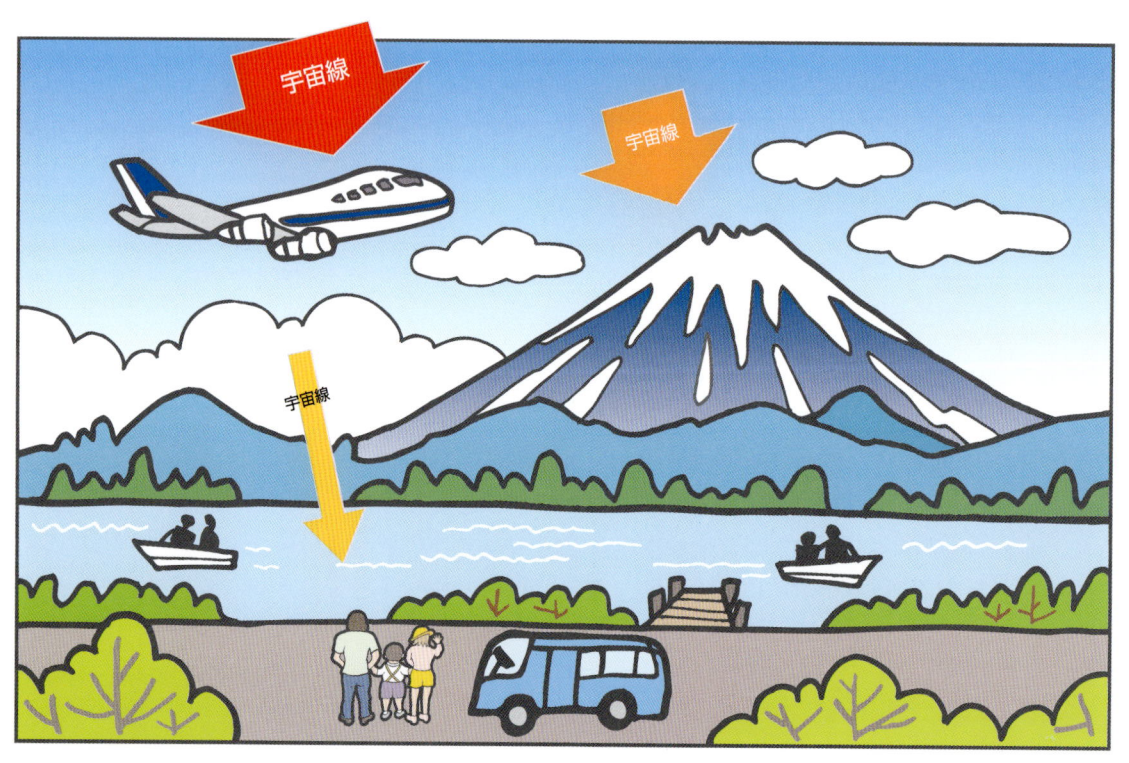

図8　宇宙線量の違い

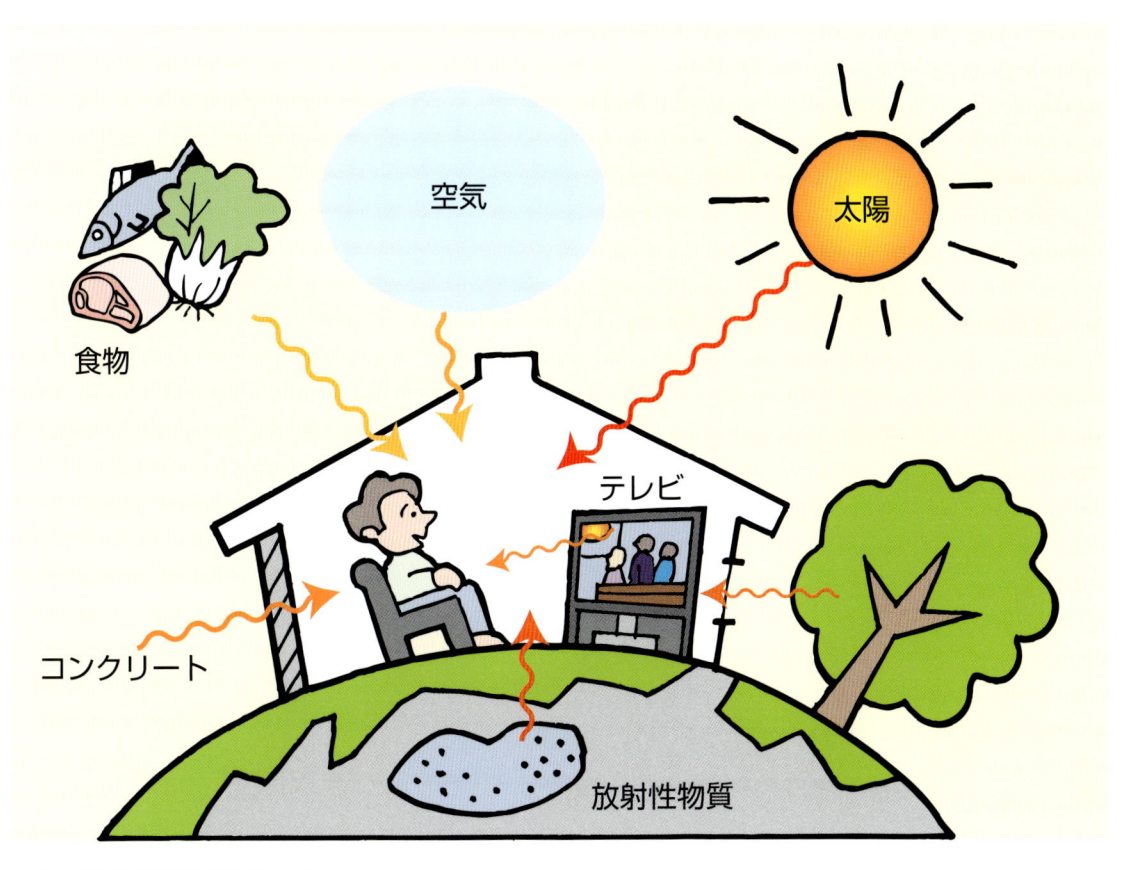

図9　自然放射線はどこからくるか

　なぜなら、地上に居る時の100倍宇宙線を浴びているといっても、その量はごくごく僅かです。どの位の量かといいますと、12,000mの上空に1時間いると約5μSv浴びますが、地上では1時間あたり約0.046μSvです。ちなみに、地上で1日に浴びるすべての自然放射線の量は6〜7μSvですので、1日分にも満たないのです（図9）。

＊ミリシーベルト（mSv）：シーベルト（Sv）の1/1,000の放射線量で、マイクロシーベルト（μSv）は、mSvの1/1,000の放射線量です。つまり、1Sv＝1,000mSv＝1,000,000μSvとなります。

＊＊上空での被ばく：8,000mの高さを飛ぶ飛行機の中では1時間に約3μSv、12,000mの高さを飛ぶ飛行機の中では、1時間に約5μSv宇宙線を浴びるとされています（ICRP Pub 75,1997年）。

5 放射線が身体にいいって本当？

　薬や酒などは少量なら身体に良く、適度な飲酒は長生きにつながるという結果が出ていますが飲み過ぎると肝臓を悪くします。

　同じように、多量に浴びたら有害であるといわれている放射線も「少量（低線量）なら細胞を活性化したり、免疫機能を向上させ病気を治したり、老化を抑えて若々しい身体を保つなどの効果がある。」という説もあります。その効果のことを「放射線ホルミシス効果*」と呼んでいます。

例：①自然放射線の有意に高い中国広東省での疫学調査で、「ある種のがんの発生率が対象地区と比較して有意に低い」ことが報告されています。
　　②動物実験でも免疫力の増加、抵抗性の発現がみられるということが報告されています。

> ＊放射線ホルミシス効果：「ホルミシス」という言葉は、「ホルモン」と同じ語源のギリシャ語「ホルモ（hormo）」から来ています。これは、「刺激・促進」という意味を持っています。

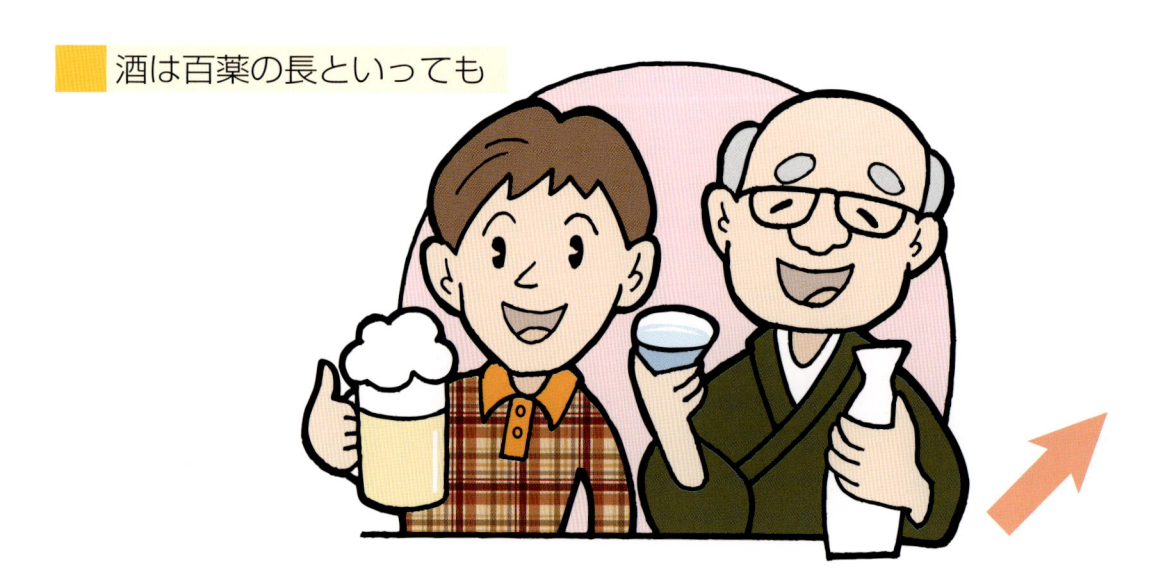

■ 酒は百薬の長といっても

■ 飲み過ぎると

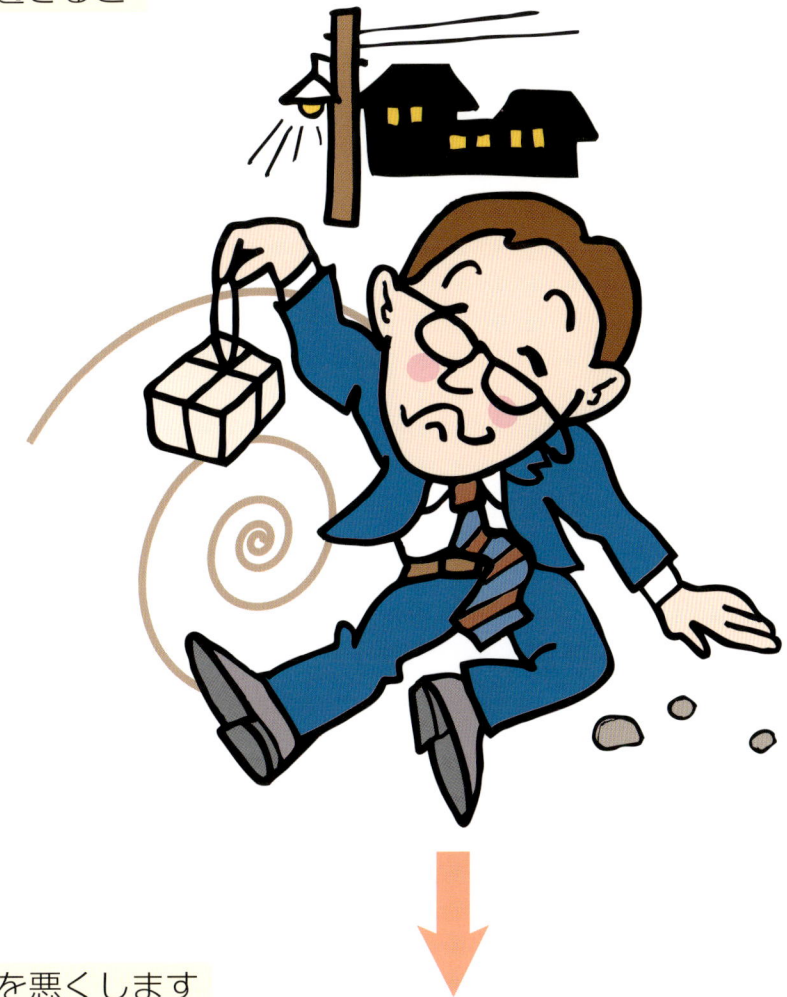

■ 肝臓を悪くします

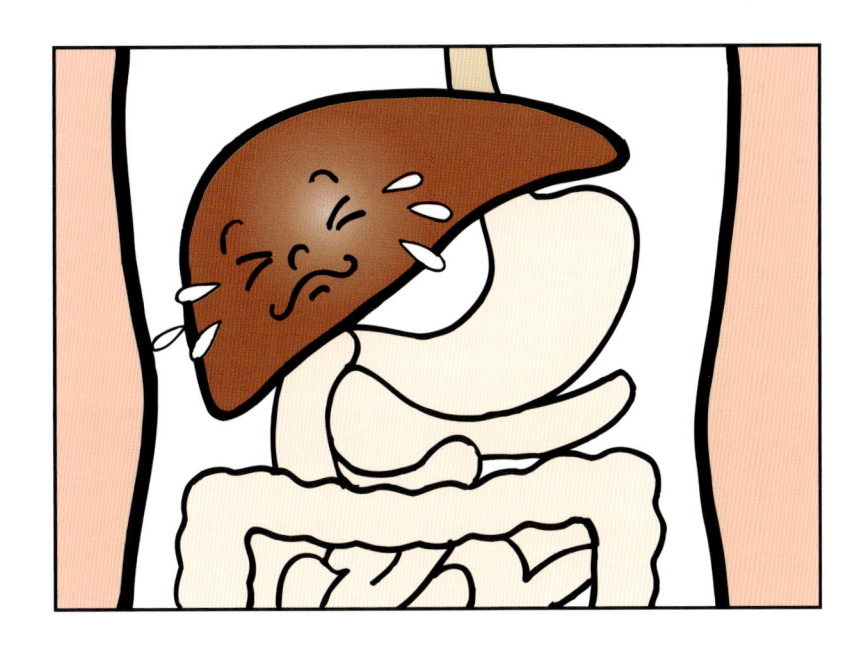

5 放射線が身体にいいって本当?

6 妊娠中のエックス線撮影はだいじょうぶ？

　結論からいいますと、妊娠していてもエックス線検査を受けられますし、また妊娠しているのを知らずにエックス線検査を受けたとしても心配することはありません。

　国際防護委員会（International Commission on Radiological Protection：ICRP）でも、診断目的のエックス線程度では、胎児への影響は無視できると認めています。

　しかし、どのような形で被ばくしたかによって、身体への影響に大きな差が出てきます。

◎短時間の内に被ばくしたか、長時間または何回にも分けて被ばくしたのか。
◎全身に被ばくしたか、部分的に被ばくしたのか。
◎身体の内側から被ばく（内部被ばく）したか、外側から被ばく（外部被ばく）したのか。

つまり、同じ被ばく量でも、短時間に・全身に・内部被ばくした方がはるかに影響は大きいといえます。

　胎児への影響：ICRPは、胎児に対して影響が無いとされる線量（しきい値）を100mGyとしています。それでは、100mGyとはどの位の線量でしょうか？

　胸のエックス線写真撮影で胎児が受ける線量は0.01mGy以下、頭部のCT検査では0.005mGy以下です。胸のエックス線写真撮影を仮に1万回、頭部CT検査では2万回受けた時に胎児の受ける線量が100mGyという事になります（線量はすべてICRP pub.84 2000年による）。

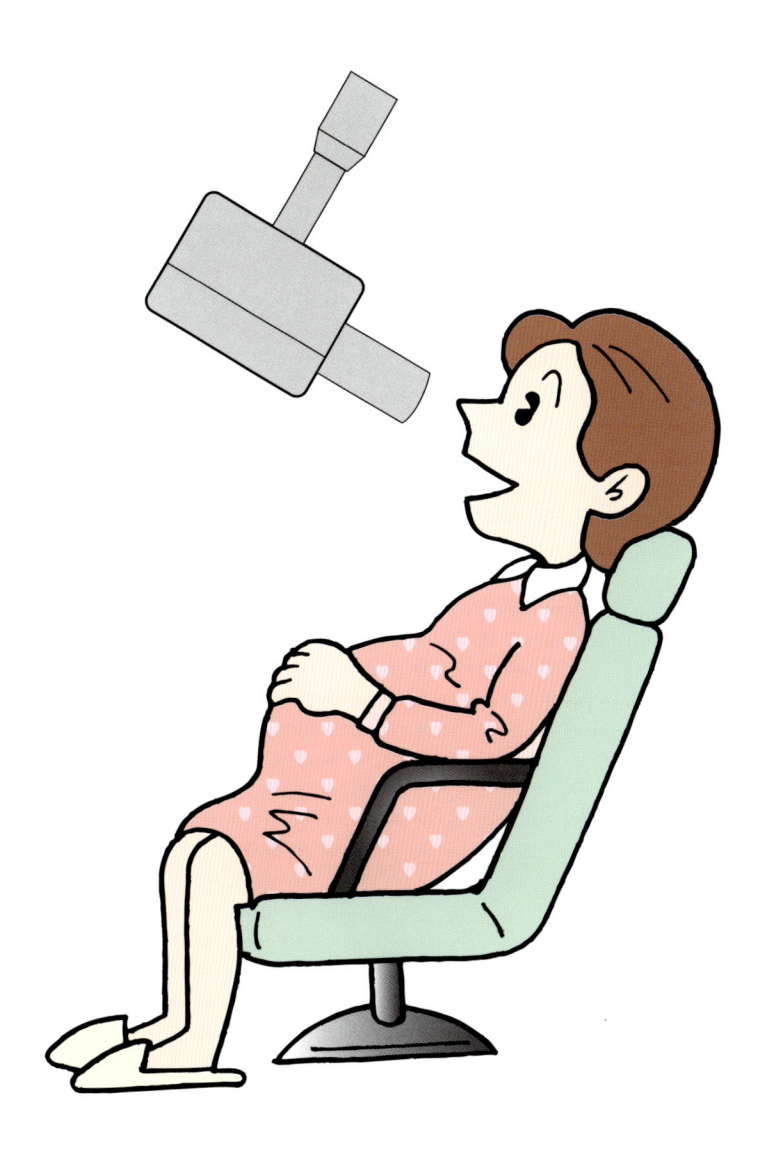

6 妊娠中のエックス線撮影はだいじょうぶ？

7 歯医者さんで使うエックス線装置にはどんなものがあるの？

　歯医者さんで行うエックス線検査は、歯を2～3本単位で写す口内法撮影（デンタル撮影）、すべての歯と顎の骨を1枚のフィルムで写すパノラマエックス線撮影、そして歯科矯正のためや小児の発育状態をみるために行う頭部規格撮影（セファロ撮影：後述）があります。

1 口内法撮影装置

　口の中に入れたフィルムに、顔の外側からエックス線を照射して歯を撮影する装置です（図10）。

　アームの先端にエックス線管の入っているヘッドがあり、円筒形の筒（コーン）からエックス線が出てきます。余分な場所にエックス線が当たらないよう直径6cm以下に絞られていますので、他の部位の被ばくは無視できるくらい少なくなっています。上顎の前歯を撮影しているところと（図11-1）、出来上がったエックス線写真です（図11-2）。

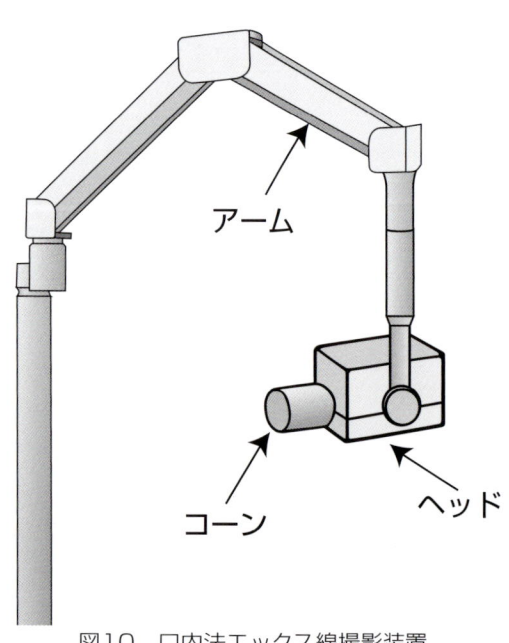

図10　口内法エックス線撮影装置

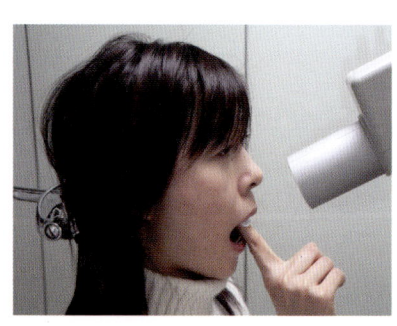

図11-1　上顎前歯の撮影

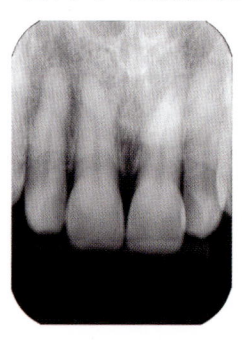

図11-2　上顎前歯のエックス線写真

2 パノラマエックス線撮影装置

　口内法エックス線撮影のように歯を数本ずつ撮すのではなく、上下の歯と顎全体を一度に撮してしまうのがパノラマエックス線（図12-1）です。顔の周りでフィルムとエックス線管を回転させながら撮影する装置（図12-2）で撮影します。

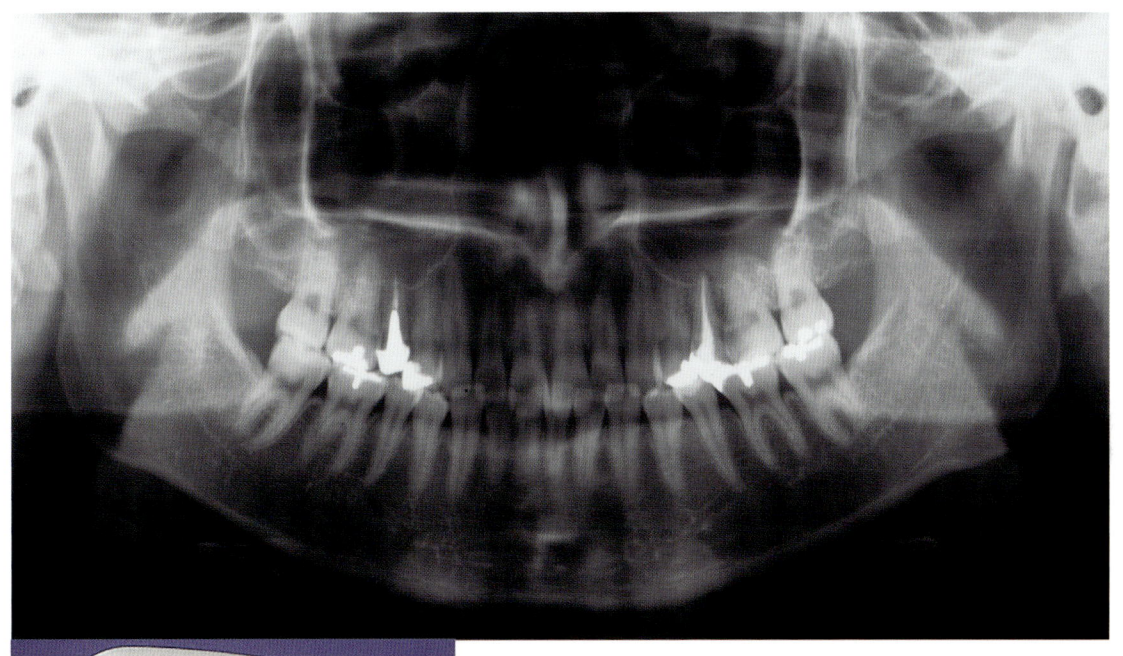

図12-1　パノラマエックス線写真

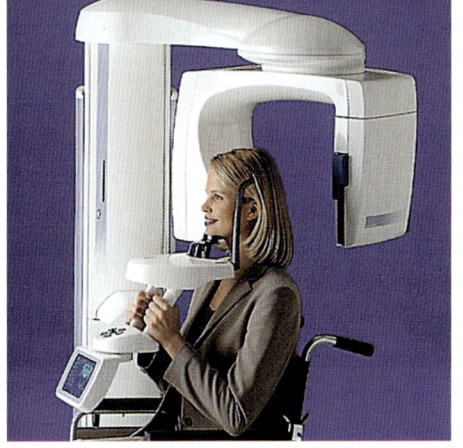

図12-2　パノラマエックス線撮影装置（プランメカ社：白水貿易提供）

＊パノラマエックス線撮影時、ネックレスやピアス・ヘアピンなどの金属を外していただくのは、は、装置が顔の周りを回りながら撮影しますので、これらの物が他の所にも写ってしまうためです。（図13）

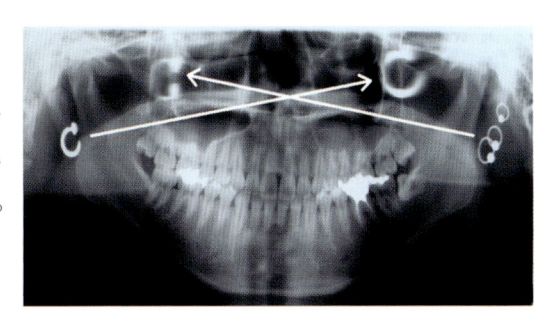

図13　矢印のさしている白い部分にもピアスが写っている

7　歯医者さんで使うエックス線装置にはどんなものがあるの？

8 防護エプロンってどんなもの？

1 防護エプロンとは

　防護エプロンというのは、エックス線撮影時に着る鉛入りエプロンのことです。では、何故、防護エプロンを着るのでしょうか？それは不必要な散乱線を浴びないようにするためです。

　しかし、鉛入りエプロンを着なくてはいけないほど散乱線は危険なのでしょうか？そもそも、散乱線とは何でしょうか？

　散乱線とは、エックス線管から出たエックス線が身体に当たり、そこから二次的に発生したエックス線のことです（図14）。

　歯のエックス線撮影時、皮膚面に浴びるエックス線（一次線）の線量は平均1～3mGy程ですが、散乱線による生殖腺の被ばく線量は0.0001mGyしかありません（ICRP publ.34）。一次線と比べるといかに少ないかがお分かりいただけると思います。この値は、1日に浴びる自然放射線（P8参照）よりもずっと低い線量（1/50以下）ですので、防護エプロンを着用しなくても心配することはありません。

＊患者さんにとっての放射線防護とは

1. 必要最小限のエックス線検査
2. 一次線の量を減らす：デジタル化（高感度化）やエックス線の当たる範囲を必要最小限にする

X. 防護エプロンを着ける
（1、2と比べると重要度は非常に低い）

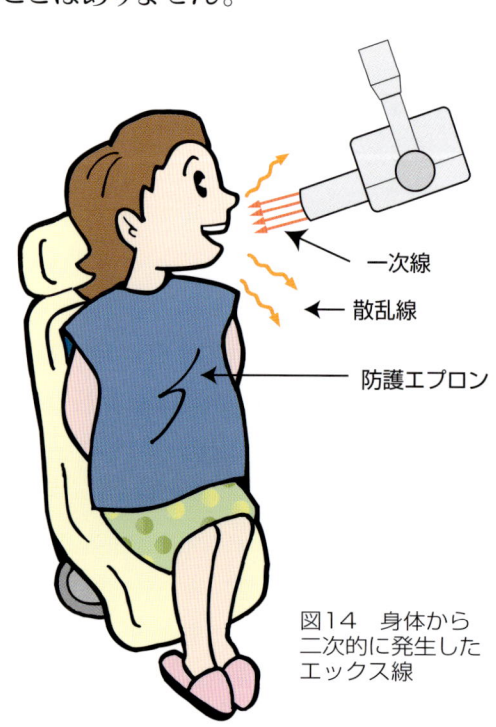

図14　身体から二次的に発生したエックス線

2 パノラマエックス線撮影時の防護エプロン

　パノラマエックス線撮影時に防護エプロンを着用させたため、撮影中に装置が肩に当たり(図15)患者さんが動いてしまったり、フィルムの動きが悪くなり画像が引き延ばされてしまう(図15・矢印部分)ことがあります。

　また、防護を意識するあまり、防護エプロンで襟足の方まで必要以上におおってしまいますと、必要な一次線までカットしてしまい、本来前歯が写しだされる所に防護エプロンが写ってしまうという失敗も起こります。(図16)

　このように防護エプロンを着用させることで弊害が出る場合があるため、英国などでは「パノラマ撮影時には防護エプロンはしない方が良い。」と謳っているくらいです(その時の散乱線による被ばくは無視できる程度少ないものです)。防護エプロンは、あくまで散乱線を浴びないようにするもので、一次線をカットするものではありません。

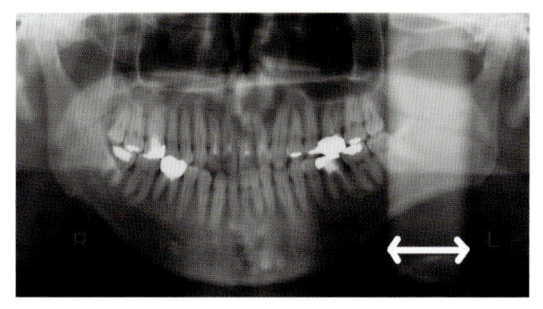

図15　装置が肩に当たったため引き延ばされたパノラマエックス線写真

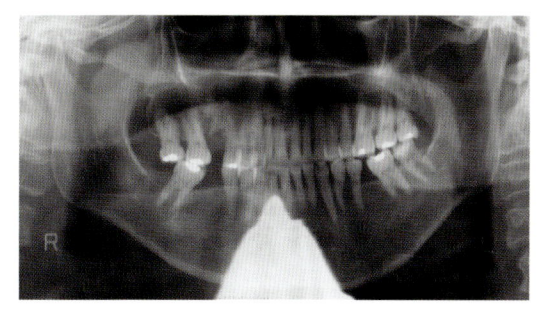

図16　防護エプロンが写ってしまったパノラマエックス線写真

　＊防護エプロンの規格：日本工業規格(JIS)では、生殖腺防護用の防護スカートなどがあるだけです。歯科用の防護エプロンは規格すらありません！
　また、エックス線撮影時に防護エプロンの着用を義務づけた法律もありません！
　では何故、防護エプロンを着用させるのでしょうか？
　1．患者さんに与える心理的影響があります。「防護エプロンをしていれば、他の部位の被ばくは防げますよ。」という安心感を与えるためです。
　2．極微量のエックス線でも浴びない方が良いという考え方があります。
　　しかし、極微量のエックス線でも浴びない方が良いというのなら、関西に住んでいる方達は関東に引っ越してきた方が良いということになりますし、頻繁に飛行機に乗る人は防護エプロンを着た方が良いということになります。
　別の見方をすると、安心感を与えるために着用させた防護エプロンが、エックス線は怖いものであるという恐怖心を助長している面があります。

9 エックス線写真は1日に何枚までなら撮ってもいいの？

　歯のエックス線写真を撮るためには、口の中にフィルムを入れて撮影しますが、フィルムの大きさは3×4cmしかありませんので、32本ある永久歯をすべて撮影するためには10〜14枚のフィルムが必要になります。

　「一度にそんなに撮って大丈夫？」「1日に何枚位なら撮っても平気ですか？」なんて声が聞こえてきそうです。

　では、何枚くらいエックス線撮影すると身体に影響が出てくるのか計算してみます。軽い障害の例として、皮膚の発赤（皮膚が赤くなる症状：初期の紅斑）はどの位で現れるのでしょうか？

　歯の撮影では、皮膚面に浴びるエックス線の量は平均で約2mGyです。

　皮膚障害の初期は赤くなりますが、その症状が出始める線量は2,000〜5,000mGyです。つまり、一度に1,000〜2,500枚ほど撮影すると皮膚が赤くなり始める可能性があります。しかし、他の所には、障害はほとんど出ません。また、何年もかかってこの線量になったのであれば、皮膚は赤くすらなりません。もっとも、歯の治療でそんなにたくさん撮影することはありませんので安心して大丈夫です（図17）。

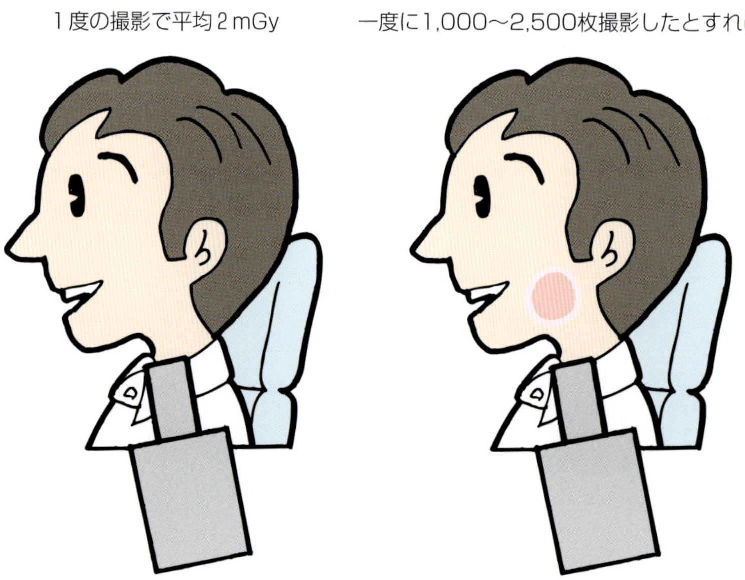

1度の撮影で平均2mGy　　　一度に1,000〜2,500枚撮影したとすれば

図17　歯の撮影で皮膚面に浴びるエックス線

エックス線検査の危険度

　エックス線検査と他の色々な危険や健康を害するものが、どの程度の危険度（寿命の短縮）があるかについて比較したものが下記のイラストです。注意していただきたいのは、エックス線検査をすると必ず寿命が6日縮まるということではなく、それ位の危険度があるということです。

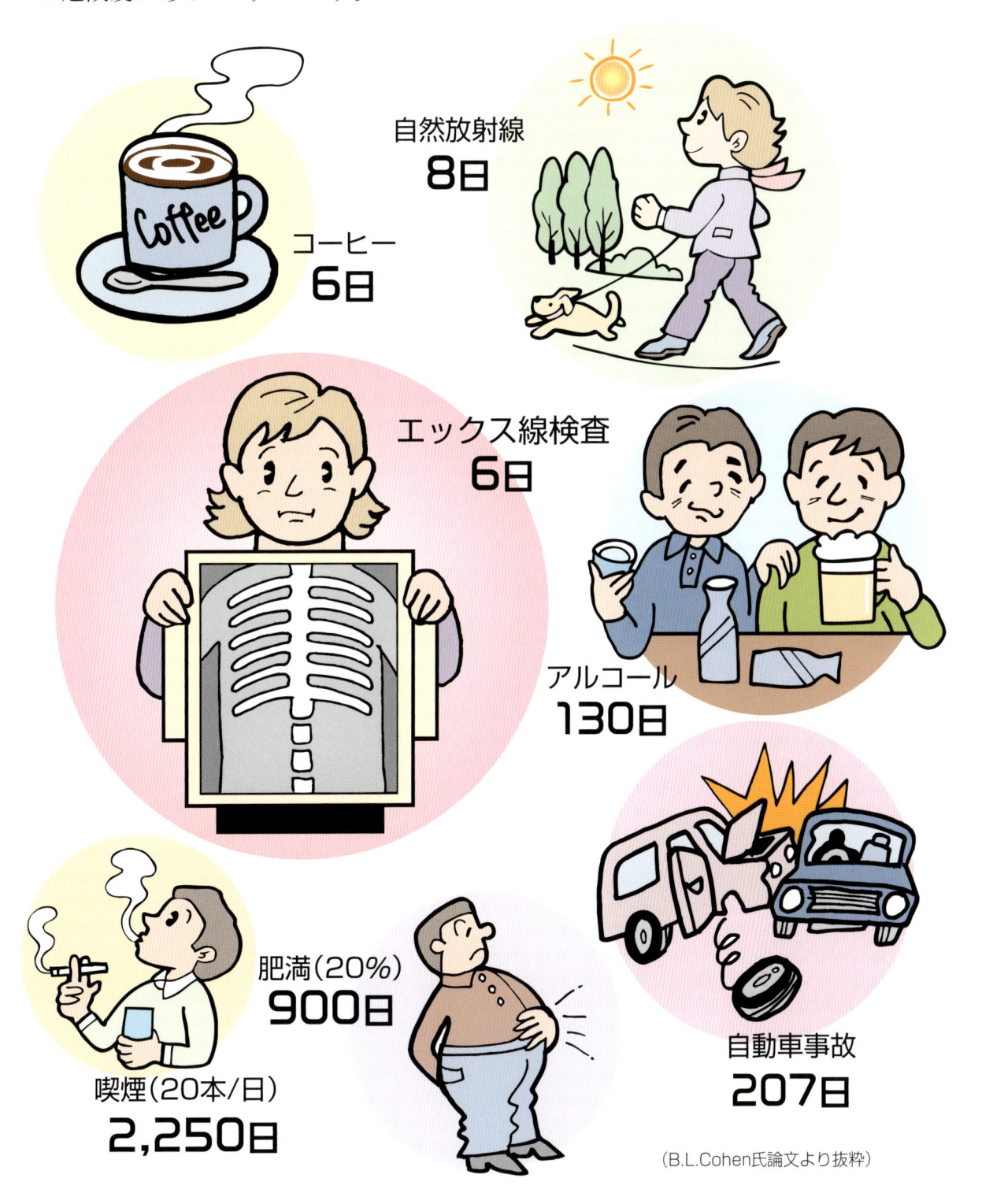

コーヒー
6日

自然放射線
8日

エックス線検査
6日

アルコール
130日

喫煙(20本/日)
2,250日

肥満(20%)
900日

自動車事故
207日

（B.L.Cohen氏論文より抜粋）

9　エックス線写真は1日に何枚までなら撮ってもいいの？

10 歯が痛いのになぜエックス線写真を撮っているの？

　歯が痛い時、患者さんは早く痛みをとめる治療をしてほしいと思いますが、歯科医師は1の項目（P6）で述べたように病気の位置、広がり具合などを知らなければ治療にかかれません。そこでエックス線写真を撮影し診断するわけです。
　歯は一度削ってしまうと元に戻す事は出来ないので、むし歯がどこまで進んでいるかを慎重に検討しなければなりません。

◀ エックス線写真によって、むし歯の進行を確認し、治療方法を決定するのです。 ▶

　図18をご覧下さい。顔の近くにあるプラスチックの筒はコーン（照射筒）と呼ばれ、エックス線の出る方向を決めています。エックス線を発生させる真空管（エックス線管といわれます）は、図19のヘッドと呼ばれる部分の中にあり、そこで発生したエックス線がコーンの方向に進んできます。コーンの直径は先端で6cmを越えない、と決められており、顔面部にエックス線が当たる部分を規制しています。コーンが顔に近づくと怖いかもしれませんが、近づける事によって顔面にエックス線が当たる部分の面積を出来るだけ小さくしようとしているわけです。

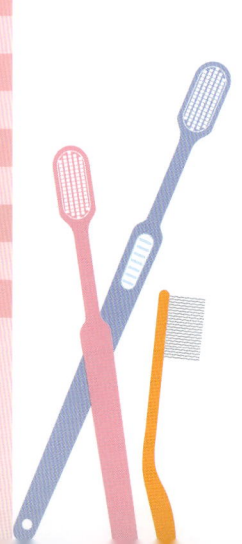

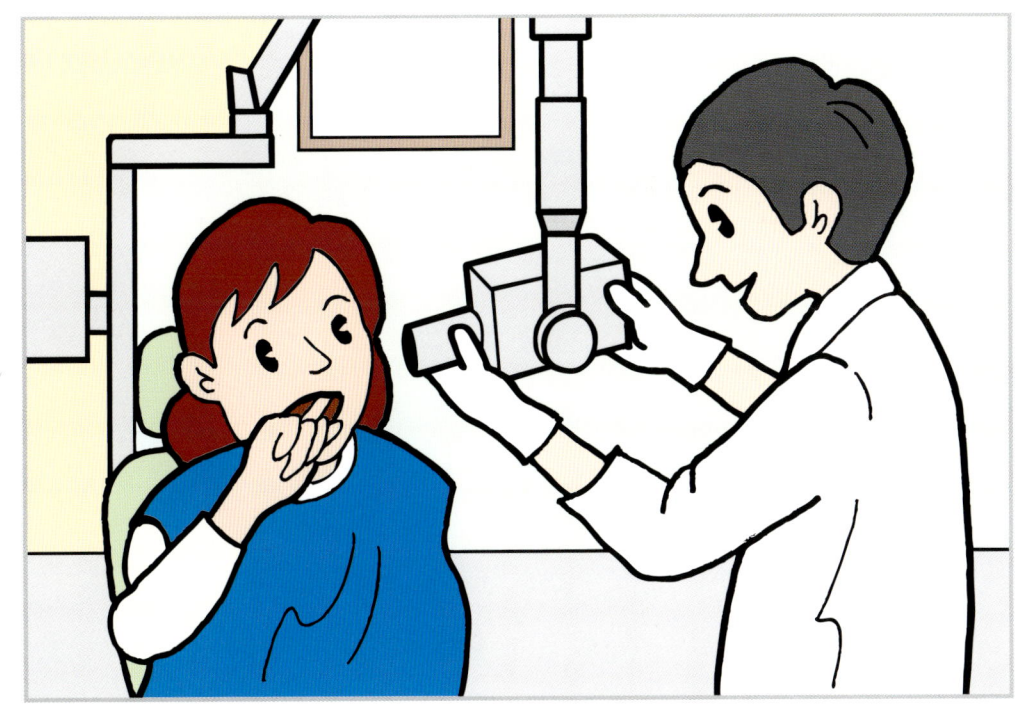

図18　口内法エックス線撮影

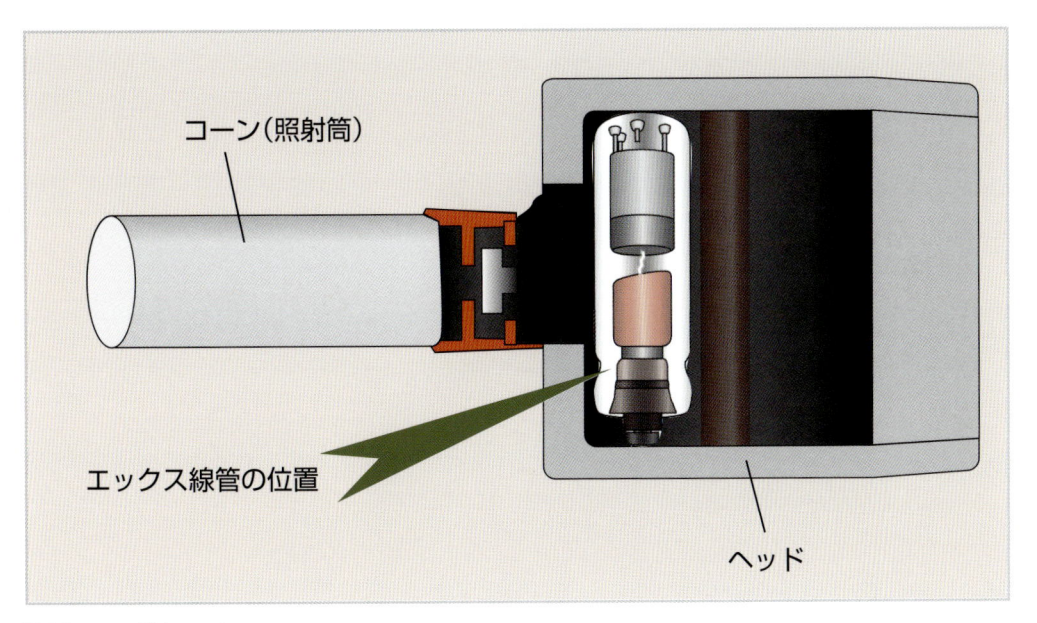

図19　ヘッドとコーン

　患者さんの顔の周りで装置を動かしているのは、エックス線写真を撮るのに、口の中に置いたフィルムに対し正しい位置からエックス線を当てるように操作しているわけです。

11 歯のエックス線写真でどこをみているの？

　エックス線写真は①歯冠（歯の頭部分）から観察し、顎の骨の中にある②歯根（歯の根の部分）へ、そして③歯槽骨（歯の周りの骨）という順にみていきます（図20）。

①歯冠ではむし歯（カリエス）がある⇒あった場合はその位置と神経（歯髄）に近いかあるいは歯髄まで広がっているか⇒治療法を考える⇒詰めるだけですむのか、あるいは神経をとるのかなど治療が変わってきます。
②歯根についてはまず歯根の数（1本、2本、3本と歯によって違います）、先の方で曲がっていないか（湾曲といいます）、根が太くなっていないか（これは根の部分のセメント質というものが厚くなってくるもので肥大といいます）などを見ます。
③むし歯から歯の神経や根の周りに炎症が広がっている可能性もあるので慎重に見ていきます。

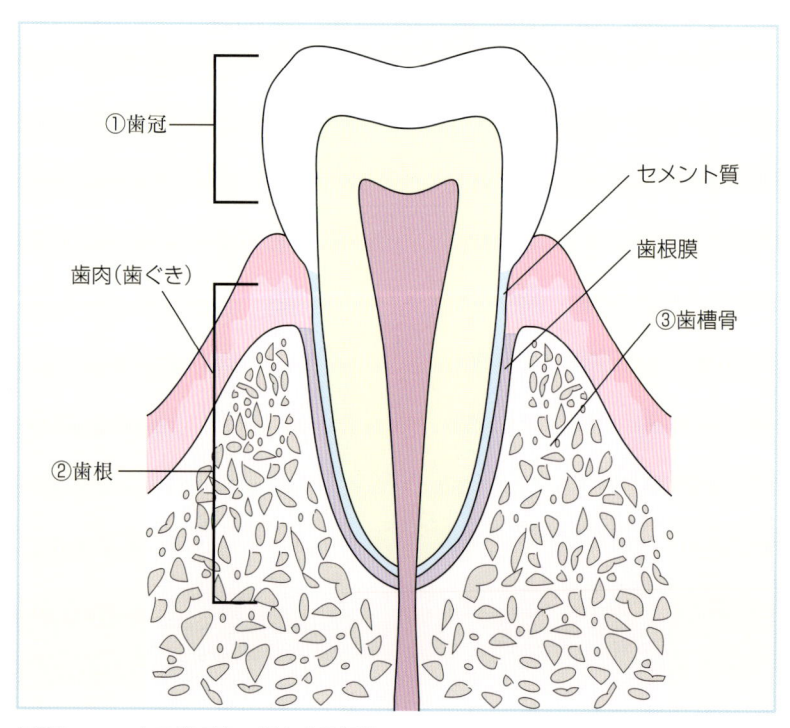

図20　エックス線写真で観察する部分

①歯根の周りの歯根膜が入っている空洞（歯根膜腔といいます）に炎症が広がると、エックス線写真でその幅が広く拡大されて見えてきます。普通は0.3mmくらいのものが2倍くらいに広がってきます。

②歯根膜の外側にある密度の高い骨（緻密骨といいます）が、エックス線写真で白くみえていますが、それが不鮮明になるなどの変化があります。これらはかなり初期の段階での変化です（図21）。

③進んでいくと歯根の先に膿の袋（嚢胞といいます）ができたり、あるいは骨の中を炎症が広がる骨髄炎という病気になったりします。こうなると治すのにかなり苦労します。ひどい場合は大学病院の口腔外科で入院、手術などという事もあります（図22）。

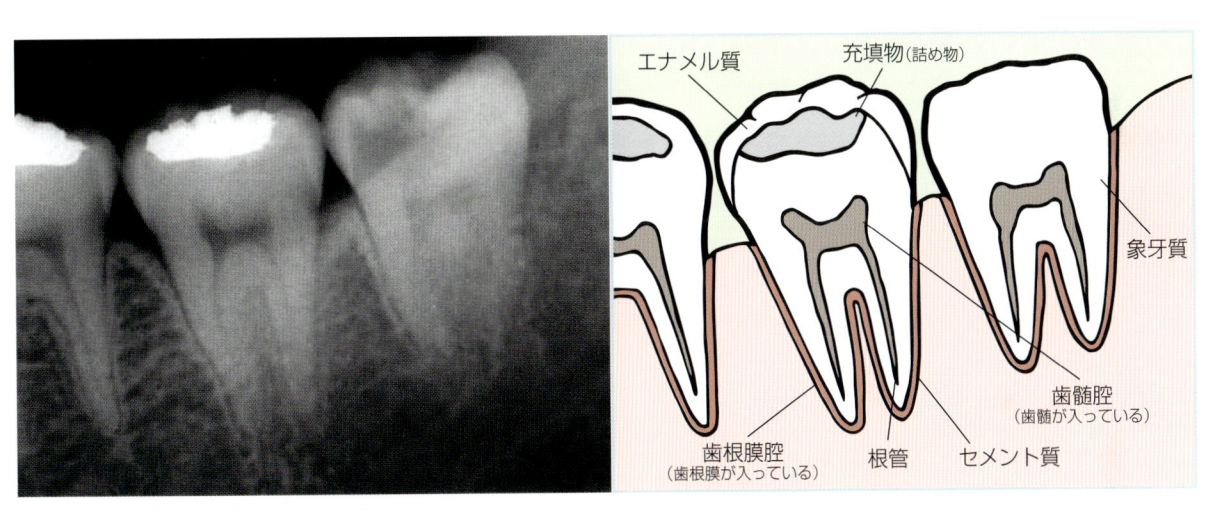

◀ これらの病気の診断にもエックス線写真は大きな役割を果たしています。 ▶

図21　口内法エックス線写真と観察する部分

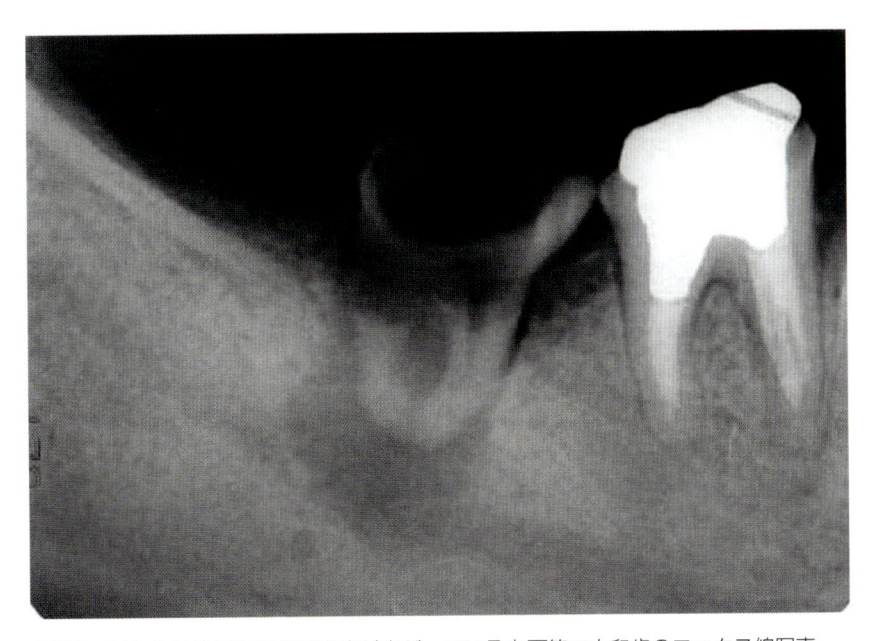

図22　むし歯から根の先まで炎症が広がっている右下第二大臼歯のエックス線写真

12 むし歯はどんなふうに写るの？

　むし歯（う蝕あるいはカリエス）は、歯の表面に付いた食べ物のかすなどからなる柔らかい歯垢（しこう）内の細菌が、甘い物（糖分）を分解して乳酸などの有機酸を作り、それがエナメル質や象牙質を溶かしていく病気です。それをエックス線写真ではどのように見えるかみていきましょう。

　口の中から見えるのは、
① 歯冠という頭の部分は、外側からエナメル質という体の中で最も硬いといわれるカルシウムやリンなどの無機質が多く透明なもの。
② その下側に象牙質という骨と同じ程度の硬さで少し黄色っぽい色の着いたもの。
③ さらにその内側に神経（歯髄といいます）の入っている空洞で歯髄腔というものがあります。　※P6の図1-a参照して下さい。

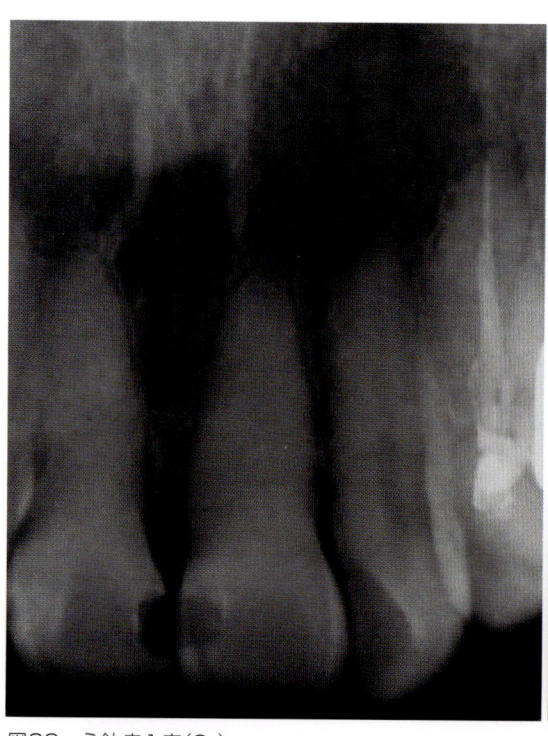

図23　う蝕症1度（C_1）　　　図24　う蝕症2度（C_2）

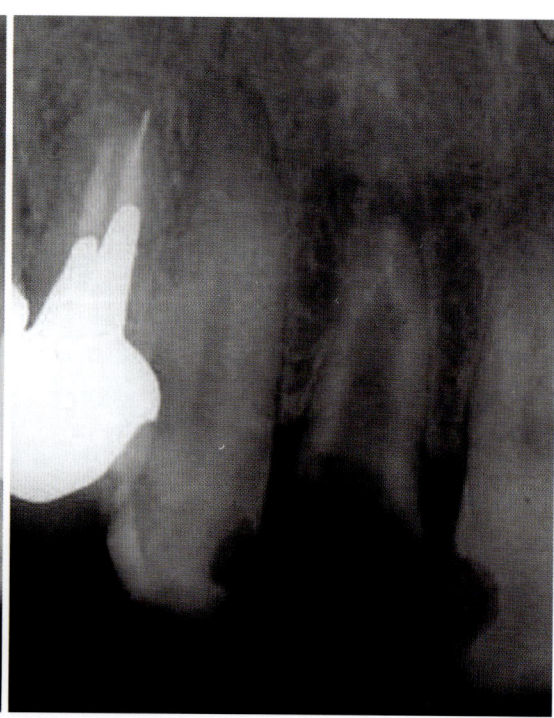

むし歯の程度は広がり具合によって4つに分けられています。

◎エナメル質のところだけのむし歯：う蝕症1度（カリエス：Cariesの1度でC₁と表します）（図23）
◎象牙質まで広がったむし歯：う蝕症2度（C₂）（図24）
◎神経（歯髄）まで広がったむし歯：う蝕症3度（C₃）（図25）
◎歯冠の部分が無くなってしまい残根という根だけになったむし歯：う蝕症4度（C₄）（図26）

C₁‥‥エナメル質には神経がないのでC₁では痛みがありません。
C₂‥‥象牙質には神経があるのでC₂では冷たいものがしみるなどの痛みがでてきます。

　そして歯髄まで広がると神経そのものが痛んでくるので、何もしなくてもずきずき痛かったり、熱いものがしみるなどの症状が出ます。これを治療せずにしておくと、さらに進んで神経が腐ってしまい嫌な臭いがしたりしますが、痛みは無くなってしまいます。これは決して治ったのではなくて、歯の中の細菌が顎の骨に広がって骨髄炎などの病気を起こします。むし歯はできるだけ早い時期に直した方が痛みも出ません。痛みが出る前に自分で口の中をチェックして歯が黒くなってきたら治療しましょう。

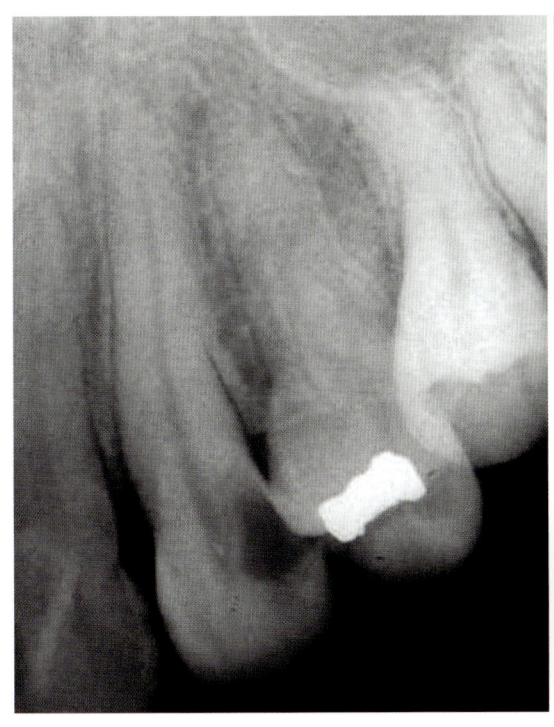

図25　う蝕症3度（C₃）　　　　　図26　う蝕症4度（C₄）

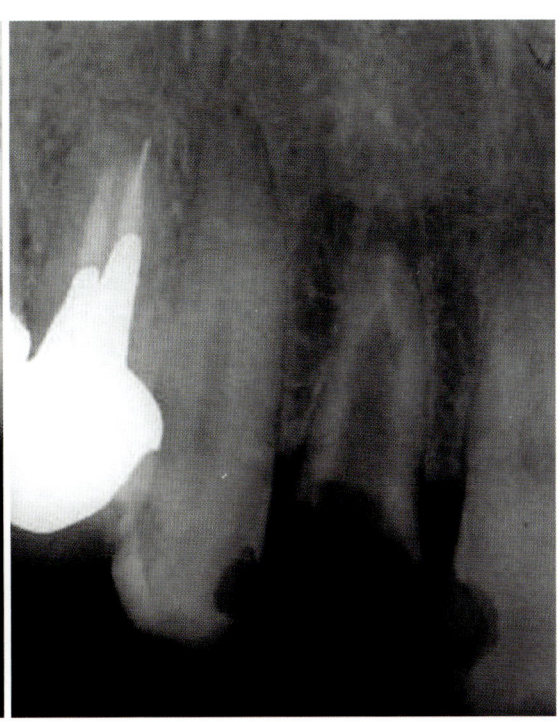

13 歯周病はどんなふうに写るの？

　歯周病は歯を支えている組織に起こる病気です。歯肉（歯ぐき）、歯根膜（歯根のまわり）や歯槽骨（歯が植わっている部分の骨など）が組織です。

　歯周病は歯肉の炎症（歯肉炎）と、歯根膜や歯槽骨に広がった炎症である歯周炎があります（図27～30）。

> エックス線で見られないもの…　歯肉炎は、歯肉という柔らかい組織だけの炎症ですのでエックス線写真では見る事ができず、視診やさわってみる触診などによって診断されます。
>
> エックス線で見られるもの……　歯周炎はエックス線を吸収する骨に変化が現れるのでエックス線写真で診断します。

　歯周病がひどくなると歯を支える骨が全くなくなってしまって、歯肉だけで支えられている場合もあります。一度吸収されてしまった骨は元にはもどりませんから、日頃からの管理が大切です。とくに歯石があるかどうかは１年に２回程度チェックしてもらう必要があります。

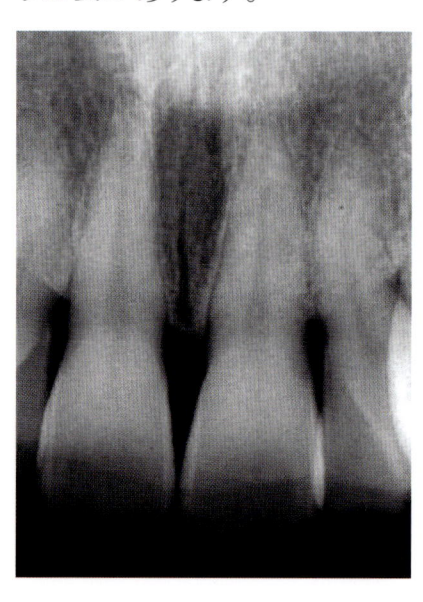

図27　炎症が歯肉から歯根の周囲を取り囲んでいる歯根膜に広がっていくと、エックス線写真では通常1mmの1/4程度の幅でみられる歯根膜の入っている空隙（歯根膜腔といいます）が拡大してきます。とくに歯槽骨の上の部分（歯槽骨頂縁部といいます）に近い歯根膜腔に最初に変化がみられます。

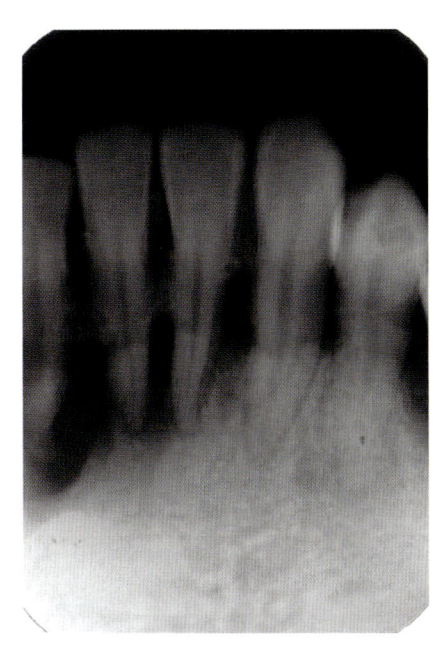

図28 歯槽骨頂縁部に変化が現れ、次第に骨が歯根の先の方向に下がっていきます。また歯垢が硬くなった歯石というものが歯について、これも炎症の原因になりますが、エックス線写真に写ります。

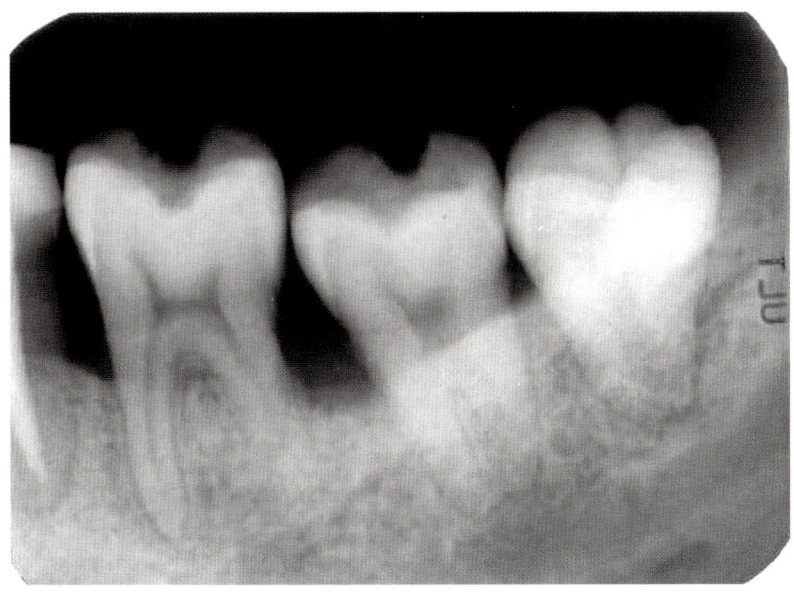

図29 歯槽骨の吸収が何本もの歯にみられる場合を水平型吸収といいます。

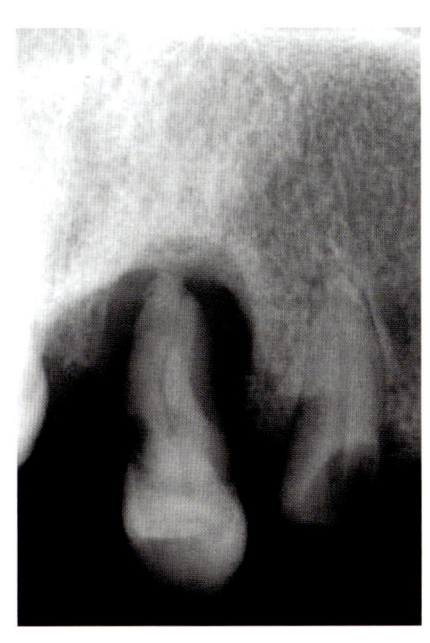

図30 かみ合わせの力が強く負担がかかる歯（周りに歯がなくて入れ歯を支える針金などのかかっている歯など）では、一本だけ骨の吸収が強い垂直型の吸収がおこります。

13 歯周病はどんなふうに写るの？

14 パノラマエックス線写真ってなに？

　歯周病が口全体にあるような患者さんでは、全部の歯を写してみるのには10枚から14枚程度のデンタルフィルムを使って撮影しなければなりません。しかもこの写真では細かい骨の変化（骨の構造を示す骨梁という縞模様など）や小さなう蝕を見なければなりませんから、はっきりした像（鮮鋭度が高いといいます）が必要であり、ぼけたような写真では診断できない事から撮影には熟練が必要です。その上14枚も撮影するとなると時間もかかり患者さんも大変です。そこで口の中の歯全部と、上顎や下顎その周囲の部分を1回のエックス線撮影で見る事ができるパノラマエックス線写真というものが使われるようになり、装置も現在では多くの歯科医院に設置されています（図31、32）。

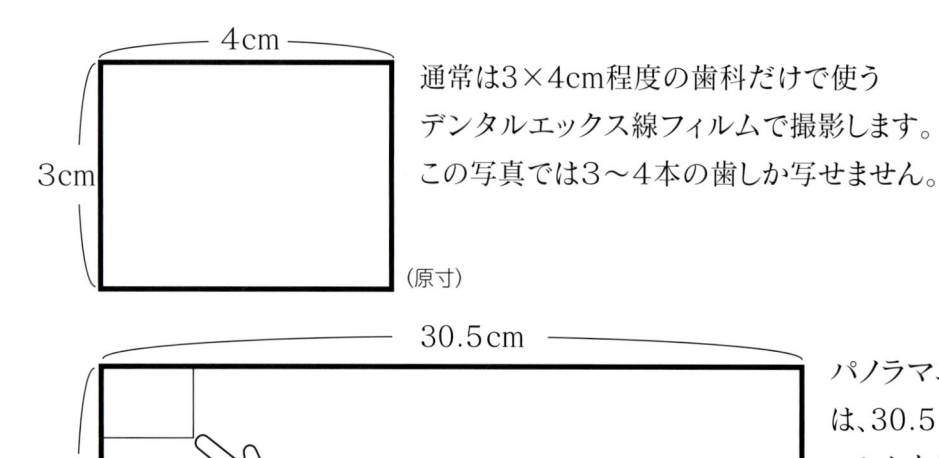

通常は3×4cm程度の歯科だけで使うデンタルエックス線フィルムで撮影します。この写真では3〜4本の歯しか写せません。

（原寸）

パノラマエックス線写真は、30.5×10.5cmのフィルムを使用します。口腔内全体が1枚の写真で見られます。

デンタルフィルムの大きさ

歯科エックス線の撮影方法

口内法 …3×4cm程度の歯科だけで使う特殊な大きさのデンタルエックス線フィルムを口の中に置いて撮影する方法です。

パノラマ撮影法 …顔の周りを、エックス線の出る部分(エックス線管)と、フィルムを入れたカセッテというものが1回転して撮影が行われる装置を使います。この撮影は、体の外にフィルムを置く事から口外法と呼ばれる方法の一つです(胸の写真もそうです)。

口外法はエックス線が体の広い部分に当たる事から、普通に撮るとエックス線の量がだいぶ多くなってしまいます。そこでフィルムを入れるカセッテというものの中に増感紙というものを一緒にいれて、当てる(照射する)エックス線の量を減らす工夫をしています。この増感紙というものは、エックス線が当たると緑色の光を出してエックス線フィルムを感光させます。それによって照射するエックス線の量を少なくしても写真ができるようになっています。ただし、口内法に比べてぼんやりとした鮮鋭度の低い写真になります。そのため細かい骨の状態などをみるのは難しいですが、歯槽骨の状態が連続してみられるのでどこの骨ががとくになくなっているかなどの状態は見やすくなります。

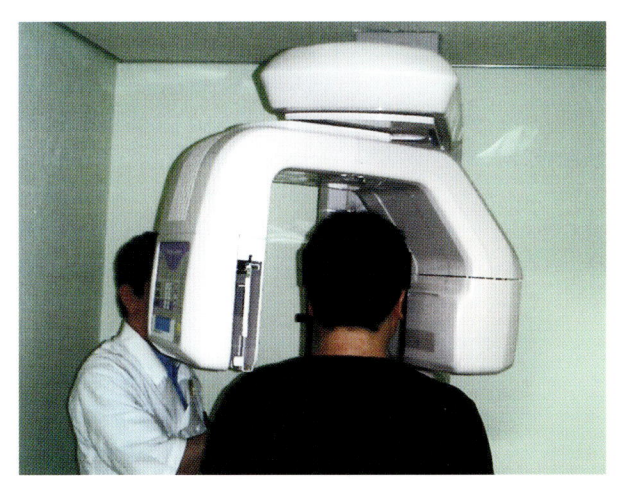

図31　パノラマエックス線撮影

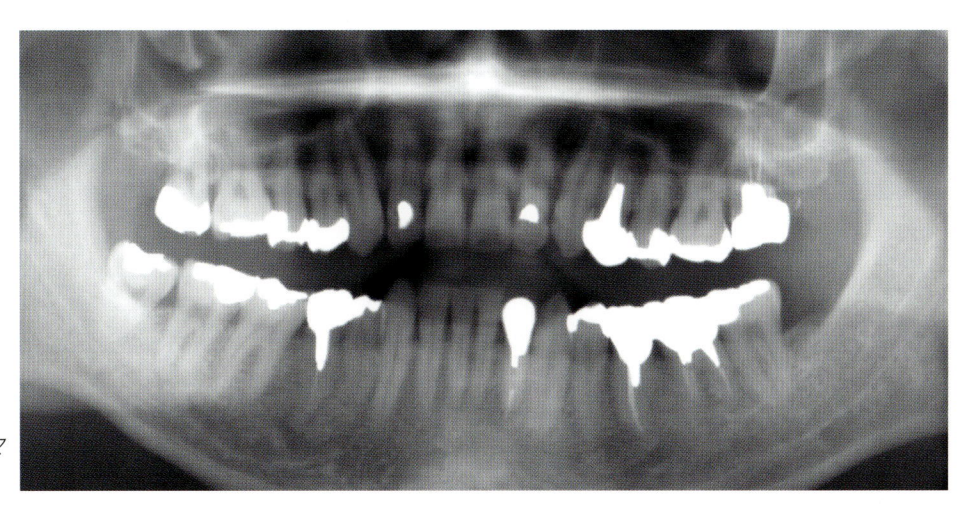

図32　パノラマエックス線写真

15 病気が治ってきたのはエックス線写真でわかるの？

　顎の骨の中に起こった炎症、囊胞（膿の袋）や腫瘍などは骨を壊していくので、骨の量が少なくなり、そのためその部分はエックス線を吸収する事が少なくなり、その結果フィルムを感光する力が弱くなって、現像した写真では黒っぽくみられます。これをエックス線透過像といいます。
　病気の治っていく状態を実際に見てみましょう。

　以下に示す図33～35は35歳の男性の患者さんです。
　このように顎の骨の中で病気が治ってきている状態を、エックス線写真でみる事ができます。

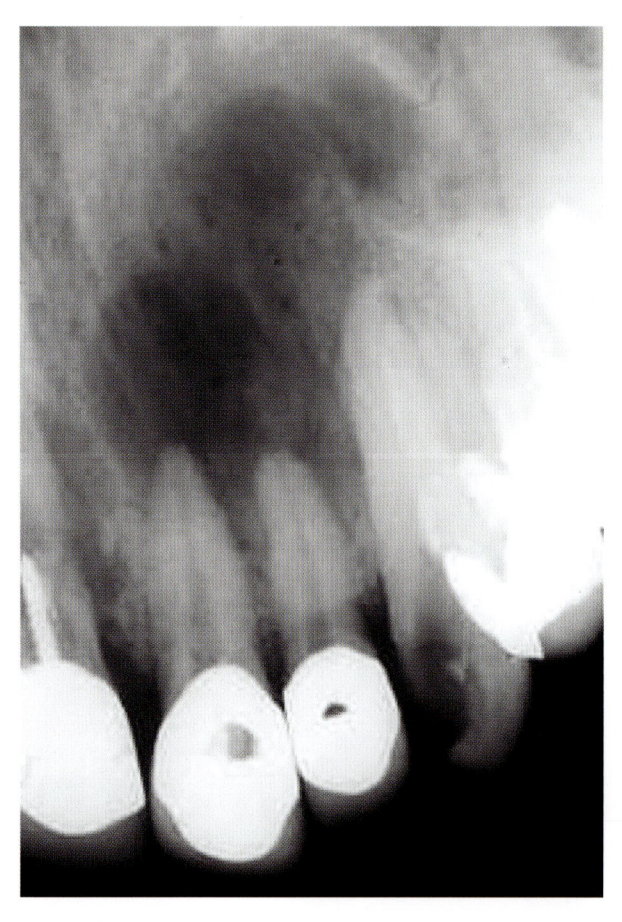

図33　左上の中切歯と側切歯の根の先端部に円形をした透過像がみられます。歯の根の部分に起こった炎症の像です。

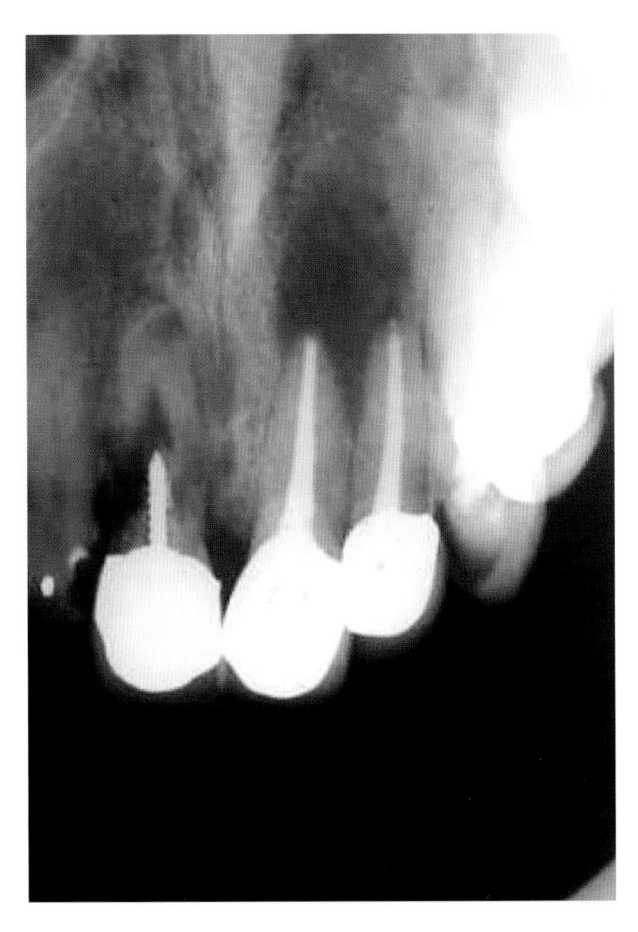

図34 この歯の神経の入っていた管(根管といいます)を治療して、細菌のいない状態にして薬を詰めました。この時はまだ透過像がみられます。それから時々患者さんに来てもらって治っていく状態をエックス線写真を撮って観察していきます(経過観察)。

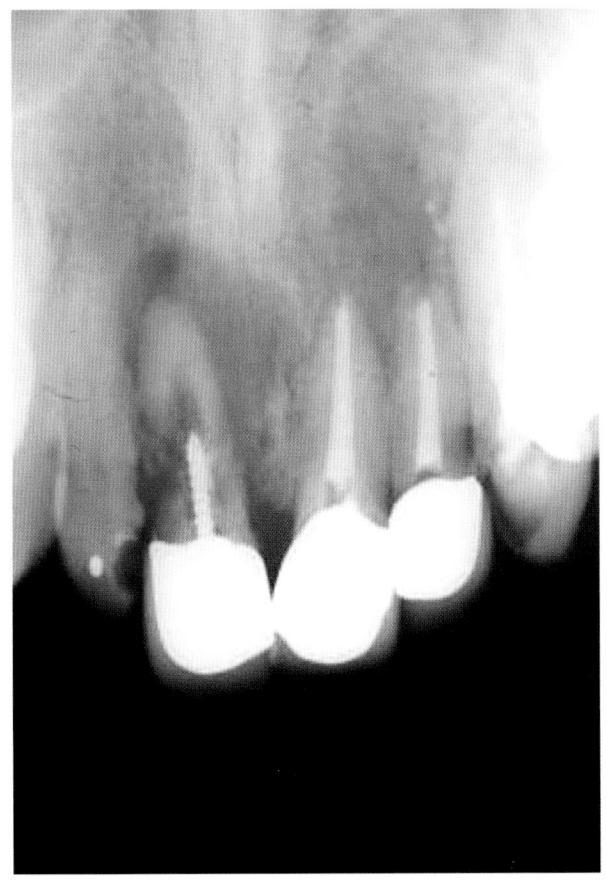

図35 図34の写真からちょうど1年経った頃のものです。根の先の透過像だったところに骨ができてきて、白っぽい像に変わってきています。これをエックス線不透過像といいます。

(日本大学歯学部付属歯科病院歯内療法科　鶴町保先生御提供)

15 病気が治ってきたのはエックス線写真でわかるの？

16 デジタル化ってどんなこと？

　エックス線フィルムとは、白黒写真のネガフィルム（図36a）と同じです。ネガは現像すると、フィルムに光が当たったところが黒くなります。図36aでは、昼の空の部分（左上部分）が黒くなっています。

　エックス線フィルムも現像すると、エックス線の当たったところが黒くなります（図36b）。違う所は、白黒写真は印画紙に焼き付けますが、エックス線フィルムはシャーカステン（ライトボックス）でそのまま観察するところです。

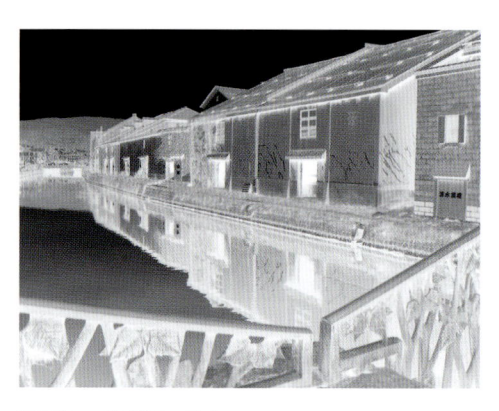

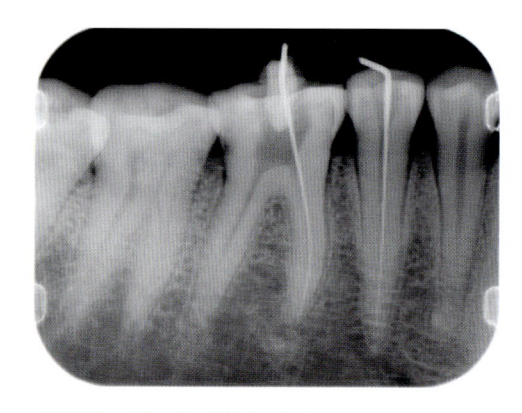

図36a　ネガフィルム　　　　　図36b　エックス線フィルム

　しかし最近では、エックス線フィルムの代わりにイメージングプレート（imaging plate: IP）と呼ばれるものや、デジタルカメラにも使用されている電荷結合素子（charge coupled device: CCD）を使ってエックス線写真を撮影する病院が増えています。これは、身体を透過してきたエックス線をIPやCCDを使用して光から電気に変え、そのデータをコンピュータで画像にする方法です。このような撮影方法をデジタルエックス線撮影法といいます。

1 デジタル化は患者さんにはどのような利点があるのでしょうか

　もっとも大きな利点は、フィルムよりも感度が良いので、被ばく線量が少なくなるということです。どの位少なくなるかというと、従来のエックス線フィルムの1/2～1/4

位少なくすることが出来ます。また、エックス線写真が何時も綺麗に撮れるという利点もあります。

　今までは、現像処理や撮影条件が適切でないため、図37a、bのように写真が白くなりすぎたり、黒くなりすぎることがありました。

　しかし、デジタルにすると現像処理が要りませんし、撮影条件が少々悪くても何時でも同じ濃度の写真が得られるのです。このように、エックス線写真をデジタル化することで、患者さんに多くの恩恵をもたらします。

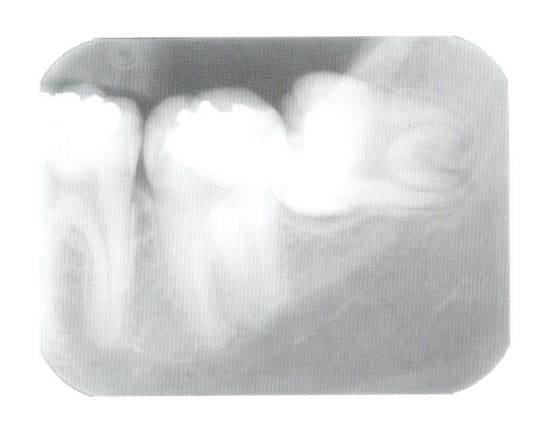

図37a　白すぎるエックス線写真

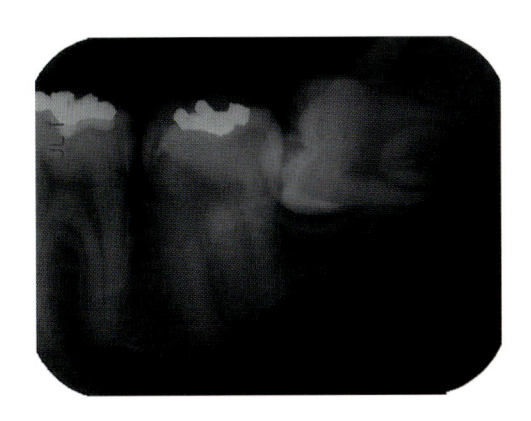

図37b　黒すぎるエックス線写真

2　デジタルの種類

　口内法デジタル撮影装置には、IPを使用するシステムとCCDを用いるシステムの2種類があり、原理も検出器の形も違います（図38a、b）。

　デジタルパノラマ撮影装置も、やはりIPを使用したシステムとCCDを使用したシステムでは形状が違います（図39a、bの赤丸で囲った箇所）。

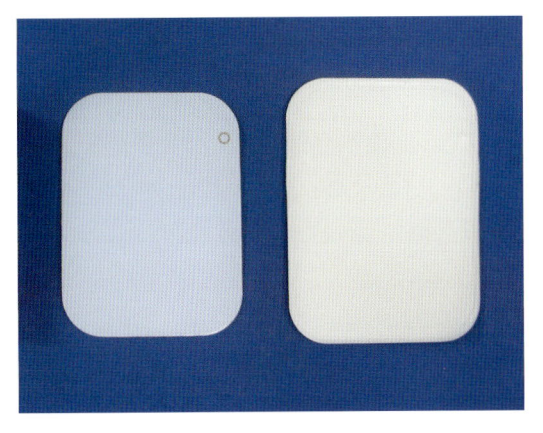

図38a　IP（左）と口内法フィルム
　　　　大きさも厚さもほぼ同じ

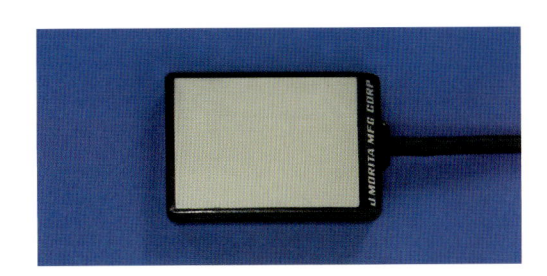

図38b　CCD検出器
　　　　小型で厚い（5mm程度）

3 IP方式

　口内法撮影用IPは、それ自体が薄いため撮影時の違和感が少なく、エックス線量が少なくても比較的きれいなエックス線写真が出来るという利点がありますが、撮影後にIPから情報を読み取る時間が必要であるという弱点があります。

　パノラマエックス線撮影では、フィルムのかわりに同じ大きさのIPを使用するだけなので装置は従来のものを使用します（図37a参照）。

4 CCD方式

　口内法撮影用CCDは、それ自体が厚いため撮影時に違和感があることと、写る範囲が狭いという欠点があります。しかし、撮影後直ぐにエックス線画像が表示されるという利点があります。

　パノラマエックス線撮影装置では、エックス線の入ってくる幅（5～8mm程度）だけCCDを縦に並べていますので、従来のフィルム受け部分が必要なくなり小型化されているのが特徴です（図39b）。

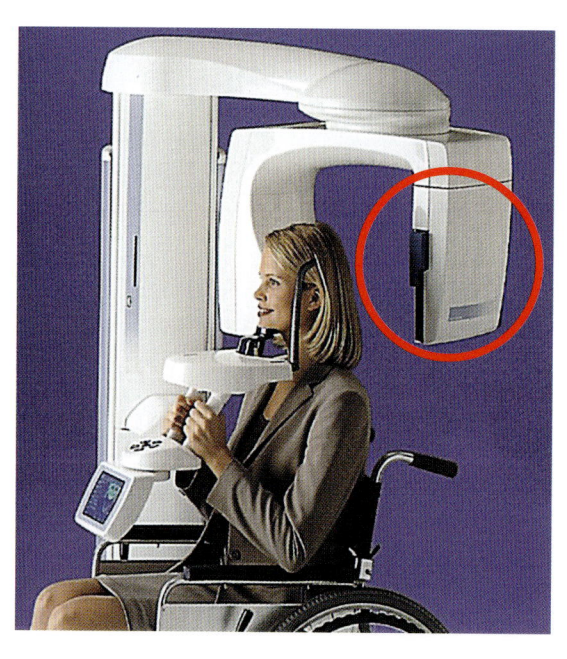

図39a　従来のパノラマエックス線撮影装置
　　　　赤丸で示したフィルム受けにIPを入れて使用します

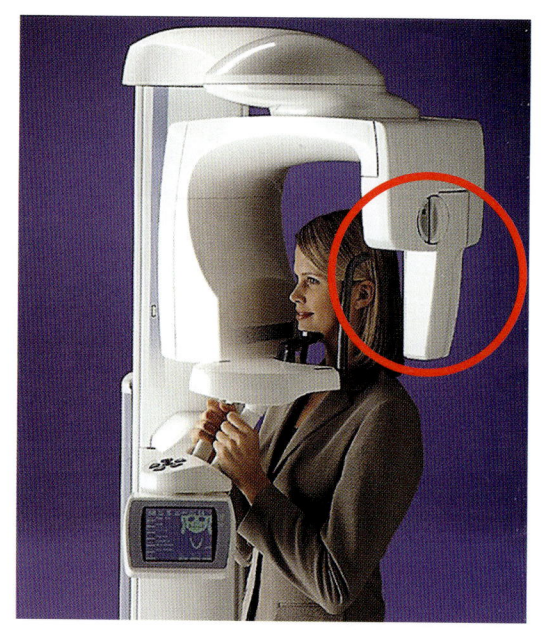

図39b　デジタルパノラマエックス線撮影装置（CCD方式）
　　　　赤丸で示した部分にCCDが入っています

あとがき

　歯のエックス線撮影をしていると、患者さんから色々な質問をお受けします。
　「昨日も歯のエックス線写真を撮ったのですが、今日も撮って大丈夫ですか？」、「妊娠しているのですが、エックス線撮影をしても大丈夫でしょうか？」、「先日、エックス線撮影した時に防護エプロンをしてくれなかったのですが、"がん"にならないでしょうか？」等々です。まだまだ「エックス線＝放射能＝癌」という思いこみが強いようです。
　本書では、被曝の「曝」という字をひらがなにしました。これは、被爆と混同しないためです。広島や長崎で原爆により放射線を浴びたのは「被爆」であり、医療行為により放射線を浴びるのは「被曝」です。「被爆」では、多くの場合、瞬時に全身に多量の放射線を浴びますが、「被曝」では、必要最小限の範囲に、必要最小限の放射線量しか浴びせませんので、身体に対する影響の度合には、雲泥の差があります。従来はエックス線防護という観点から、撮影時に防護エプロンを着用することは不可欠な行為とされていました。しかし、エックス線装置やフィルムの性能向上、デジタル化などによって、被ばく線量が低減し、散乱線も減少していますので、今では、防護エプロンは、患者さんに安心感を与える意味合いの方が強くなっています。撮影の度に重い鉛のエプロンをする事が安心感を与えるどころか「歯のエックス線撮影はこんな重い鉛のエプロンをしなければいけない程に危険だ」という捉え方をする患者さんが出てくる事も考えられます。
　そこで、本書では患者さんに安心して歯のエックス線検査を受けていただくために、放射線に関する色々な特性や知識、なぜ歯のエックス線写真を撮るのかなど歯科領域における放射線の利用法などを分かりやすく解説する事を心がけました。
　本書により、歯のエックス線撮影に対する理解を深めていただき、「歯のエックス線検査は怖くない」ということを判っていただきたいと思います。

丸橋　一夫

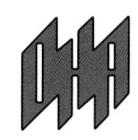

著者略歴

橋本　光二
茨城県出身
日本大学大学院歯学研究科修了（歯科放射線学専攻）
日本大学歯学部歯科放射線学講座准教授

丸橋　一夫
東京都出身
東京電子専門学校診療放射線学科卒業
日本大学歯学部付属歯科病院放射線室責任者

清水　雅美
神奈川県出身
共立薬科大学薬学科卒業
日本大学歯学部歯科放射線学講座助教

デザイン：吉田　和男
（有限会社カイ）
イラスト：スタジオ50

エックス線はこわくない！　なぜ歯医者さんでエックス線を撮るの？

2007年6月26日　第1版・第1刷発行

著　　橋本光二・丸橋一夫・清水雅美
発　行　財団法人　口　腔　保　健　協　会

〒170-0003　東京都豊島区駒込1-43-9
振替 00130-6-9297　Tel.03-3947-8301（代）
Fax.03-3947-8073
http://www.kokuhoken.or.jp/

印刷・製本／三共グラフィック

乱丁,落丁の際はお取り替えいたします.
©Koji Hashimoto, et,al 2007. Printed in Japan ［検印廃止］
ISBN978-4-89605-233-6 C3047

関連書籍

07年刊

患者さんのためのインプラント
―インプラントの正しい知識―

著 佐藤甫幸／佐藤 毅

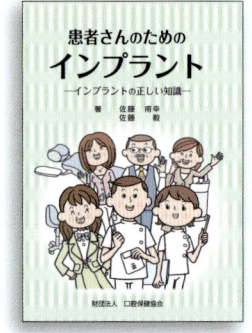

ISBN978-4-89605-227-5

インプラント治療を安心・確実に受けていただくためには，治療に対する患者さんと歯科医師との共通の理解が欠かせません。

本書は前半で，インプラントとは何か，治療の進め方，適応症，義歯やブリッジなどの従来法との違い，実際の症例，術後の留意点などをイラスト・写真を多用してわかりやすく説明しています。後半では，前半で書ききれなかったことや，スタッフによく寄せられる質問についてQ&A形式で解説しました。インプラント治療を患者さんに十分に理解していただくための説明書として，待合室やチェアサイドにお備えいただき，ぜひご活用下さい。

- A4判
- オールカラー
- 46ページ
- 定価 2,940円（本体2,800円＋税5％）
- 送料 290円

好評！

歯医者に聞きたい歯の治療
―歯が痛み出したときに読む本―

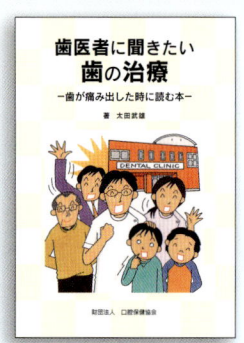

著 太田武雄

ISBN4-89605-205-6

患者さんが知りたがっている歯の話，患者さんに伝えたい歯科医療の話題・知識など，34項目をやさしく解説しました。

歯の痛みの主な原因であるむし歯と歯周病を中心に，その原因，予防法，症状，治療法などを患者さんの目線でやさしく解説しました。歯科医が治療の説明をする時に本書をお見せいただければ患者さんの理解がより深まりますし，患者さんご自身でも，現在の症状からその進行度や治療法を検索し，ご自分の現在の状態が把握できるようになっています。

- A4判
- オールカラー
- 48ページ
- 定価 2,940円（本体2,800円＋税5％）
- 送料 290円